Dazze und Helga Kammerl

Lust auf Leben

Richtig essen und
gesund bleiben

In Liebe und Dankbarkeit
Sant Darshan Singh
gewidmet

Dazze und Helga Kammerl

Lust auf Leben

Richtig essen und gesund bleiben

Die Heilwirkung von Lebensmitteln
Lebensmittelkombinationen
Tagesrhythmen des Körpers
Natürliche Gewichtsabnahme

Fischer Media Verlag
Münsingen-Bern

Die Reihe «Natürliche Gesundheit & praktische Lebenshilfe» wird herausgegeben von Mag. Ursula Maria und Wulfing von Rohr.

Wichtiger Hinweis

Die Hinweise in diesem Buch dienen der Information. Die Ratschläge sind wohlerwogen und stammen aus der Naturheilpraxis sowie der einschlägigen Literatur. Autorin und Verlag können keinerlei Haftung übernehmen für die Wirksamkeit und/oder Unschädlichkeit der Behandlungsvorschläge. Die Hinweise ersetzen die fachkundige Diagnose und Therapie im Krankheitsfalle jedoch nicht. Bitte suchen Sie bei allen Beschwerden oder ernsthaften Symptomen eine/n amtlich zugelassene/n Behandler/in oder Ihren Arzt auf.

Die Deutsche Bibliothek – CIP-Einheitsaufnahme
Kammerl, Dazze: Lust auf Leben: richtig essen und gesund bleiben: die Heilwirkung von Lebensmitteln – natürliche Gewichtsabnahme/Dazze und Helga Kammerl. – Münsingen-Bern: Fischer-Media-Verl., 1996
(Reihe «Natürliche Gesundheit & praktische Lebenshilfe») ISBN 3-85681-336-5
NE: Kammerl, Helga:

Lektorat: Ursula Maria und Wulfing von Rohr
Foto Umschlag hinten: Bjarne Geiges, München

© 1996 Fischer Media Verlag
Fischer Druck AG
CH-3110 Münsingen-Bern
Alle Rechte vorbehalten

ISBN 3-85681-336-5

Inhaltsverzeichnis

Ernährung in der modernen Welt

Dieses Buch richtet sich an alle, die den gesundheitlichen Wert ihrer Ernährung verbessern und damit die Ursachen von vielen Krankheiten und sogenannten Alterserscheinungen vermeiden wollen. Es ist uns klar, daß es auch noch andere Aspekte (soziale, psychologische, spirituelle) von Ernährung gibt, auf die aber in diesem Rahmen nicht eingegangen werden konnte. Sicherlich kann man sich auf vielerlei Arten ernähren, ohne gleich krank zu werden. Wer aber an Übergewicht leidet oder andere gesundheitliche Probleme hat, hat mit dem Wissen über die Wirkungsweise der verschiedenen Lebensmittel eine wichtige Richtlinie für seine Ernährung. Mit der Beachtung von einigen einfachen Ernährungsregeln kann man seine Gesundheit selbst in den Griff bekommen und damit sein Leben verändern.

In unserer Zeit ist das Wissen um eine gesundheitsfördernde Ernährung von allergrößter Bedeutung. Das Wissen über die Wirkung von Lebens- beziehungsweise Nahrungsmitteln in ihren verschiedenen Zusammenstellungen und die Beachtung der Körperrhythmen können uns helfen, Übergewicht und Krankheit zu vermeiden. Nur das eigene Wissen schützt uns vor Beeinflussung durch die Werbung der Lebensmittelindustrie.

Zu viele unserer Nahrungsmittel sind durch die unterschiedlichsten Behandlungen von einer natürlichen, den Organismus unterstützenden Ernährung weit entfernt. Sie werden durch Erhitzung, chemische Zusätze wie Farbstoffe, Konservierungsstoffe, künstliche Aromen, Geschmacksverstärker und Stabilisatoren, durch Entwässerung, Konzentrieren, Tiefkühlung und durch Bestrahlung verändert und sind für eine gesundheitsfördernde Ernährung unbrauchbar.

Die Qualität sehr vieler Lebensmittel ist durch chemische Zusätze, durch überhöhten Stickstoff- und Phosphatgehalt in den Böden, im Trinkwasser, in den Lebensmitteln, durch Schädlingsbekämpfungsmittel, Konservierungsstoffe und Aufbesserungsstoffe stark gemindert.

Allein mit Backwaren verzehren wir Deutsche 100 000 Tonnen Backmittel, die neben den Zutaten Mehl, Wasser und Hefe den Backwaren zugesetzt werden. Backzusätze werden verwendet, um den Vollkorneindruck zu verstärken oder vorzutäuschen, um die Farbe frisch und natürlich zu halten, um das Altbackenwerden zu verzögern, um die Härte des Wassers zu regulieren, um den Teig knetbarer zu machen, um Schimmelbildung zu verhindern und damit eine längere Haltbarkeit zu erreichen, um mehr Wasser in den Teig einarbeiten zu können, damit das Gewicht höher wird, um den Teig standfester zu machen und damit das Volumen zu vergrößern, um die Schneidbarkeit zu verbessern, um bessere Gefrierfähigkeit zu erreichen, um die Kruste zart und mürbe zu bekommen, um auf tiefgefrorenen Waren «ofenfrischen» Glanz zu bekommen, um den Geschmack abzurunden, um eine ansprechende Bräunung zu erhalten und vieles mehr. «Über Risiken und Nebenwirkungen befragen Sie am besten Ihren Arzt oder Apotheker!»

Der scheinbaren Erweiterung unseres Nahrungsangebotes durch «natürliche» Zusätze, genetische Manipulation und immer raffiniertere Produktionsverfahren steht ein tatsächlicher Rückgang an wirklich natürlichen und gesunden Lebensmitteln gegenüber. Das Wissen über Ernährung bekommt in einer Zeit, in der die Umweltbelastung ständig zunimmt, immer mehr Bedeutung.

Lebensmittel haben nicht nur Auswirkungen auf unseren Körper, auf seinen Energiehaushalt und seine Wärmeproduktion, sondern ebenso auf unsere Psyche und unser Bewußtsein. Sie haben die Aufgabe, unser Leben, unsere Vitalität, unsere Gesundheit zu erhalten und zu pflegen.

Eine Gesellschaft, die wüßte, wie man sich richtig und optimal ernährt, und deren Interesse an Ernährung über den vollen Kühlschrank und das volle Teller hinausginge, könnte gewiß gesunde und verantwortungsbewußte Mitmenschen hervorbringen.

Gesundheit und Krankheit

Nicht nur die Abwesenheit von Krankheit ist Gesundheit, Gesundheit ist vielmehr die Vollkommenheit der körperlichen Ordnung, der intellektuellen Energie und der moralischen Kraft. Sie ist der höchste Ausdruck aller in vollkommener Harmonie zusammenwirkenden Fähigkeiten und Neigungen des Menschen. Sie ist die vollkommene Befreiung von körperlichen Schmerzen und geistiger Disharmonie.

Gesundheit bedeutet Schönheit, Energie, Reinheit, Glück und Lebensfreude. Sie ist jener Zustand, in dem der Mensch der vollkommenste Ausdruck der Macht und Güte seines Schöpfers ist. Wenn ein Mensch in seinem Wesen, seinem Körper und seiner Seele vollkommen ist, vollkommen in seinem Ausdruck und in seinen Handlungen, und in vollkommener Harmonie mit der Natur, mit seinen Mitmenschen und Gott lebt, kann man von ihm sagen, daß er gesund ist. So beschreibt es T. L. Nichols in «Esoteric Anthropology». Wie weit sind wir zivilisierten Menschen von diesem Zustand der Gesundheit entfernt?

Vollkommenheit in körperlicher, geistiger und seelischer Hinsicht zu erlangen ist ein hohes Ziel. Ein entscheidender Faktor auf dem Weg, dieses Ziel zu erreichen, ist unsere Ernährung. Das Wissen um die Ernährung von Körper und Geist sollte uns wichtig sein, denn davon hängt viel für unsere Gesundheit und Leistungsfähigkeit, unser Glück und unsere Vollkommenheit ab.

Um Vollkommenheit zu erlangen, müssen wir unser Bewußtsein entwickeln, denn nur ein entwickeltes Bewußtsein bringt wahre Gesundheit, wirkliche Zufriedenheit, wirkliches Glück und vollkommene Harmonie mit der Natur und der gesamten Schöpfung. Unser Bewußtsein befähigt uns dazu, unseren Zustand und das, was mit uns passiert, bewußt wahrzunehmen, und es befähigt uns auch dazu, darauf Einfluß zu nehmen. Je besser unser Bewußtsein entwickelt ist, um so mehr wissen wir, was und warum wir etwas tun, und um so mehr haben wir Einfluß auf das, was mit uns geschieht. Durch entsprechende Ernährung können wir dies unterstützen.

Sind wir in einem Zustand, in dem uns immer klar ist, was und warum wir etwas tun, was und warum wir etwas wollen? Ist uns immer bewußt, warum, was und wieviel wir täglich essen und trinken? Viele werden diese Frage mit Nein beantworten müssen. Unsere Handlungen werden meist vom Unterbewußtsein gesteuert. Wir verhalten uns nach Gewohnheiten und Mustern, die wir uns auf Grund früherer Erfahrungen zugelegt haben, wir unterliegen oft inneren Zwängen und haben wenig innere Freiheit, neue Entscheidungen zu treffen, uns anders zu verhalten, als wir es schon Jahre oder zig Jahre tun.

Unser Bewußtsein kann sich nur ändern, wenn wir diese alten Gewohnheiten und Verhaltensweisen loslassen und Blockaden im körperlichen, gefühlsmäßigen und geistigen Bereich auflösen können und wir wieder offen für Experimente und neue Erfahrungen werden können.

Unser inneres Wachsen können wir auch als innere Reinigung sehen. Auf geistiger Ebene lassen wir alte Verhaltens- und Denkmuster los und mit ihnen auch Stimmungen und Gefühle, die nicht mehr zu uns passen. Auf der körperlichen Ebene scheiden wir Schlacken und Stoffwechselrückstände aller Art aus, die auf Grund der Überlastung von Entgiftungs- und Ausscheidungsorganen nicht ausgeschieden werden konnten und sich im Gewebe, in den Gelenken oder Arterien abgelagert haben. Wir werden innerlich reiner, klarer und damit entspannter, harmonischer und gesünder. Die Ernährung spielt hierbei eine große Rolle, da mit ihr die innere Reinigung sehr unterstützt werden kann.

Als erste Voraussetzung für eine Gesundung müssen wir uns selbst akzeptieren, so wie wir sind. Jeder hat den körperlichen Zustand, der der Lektion entspricht, die er zum Wachstum seines Bewußtseins braucht.

Weitere Voraussetzungen für Gesundheit sind Eigeninitiative, persönliches Verantwortungsgefühl, Selbstwertgfühl sowie hohe Achtung vor dem Leben. Hoffnung, Glaube und Liebe gehören ebenso dazu. Nicht Politiker, Ärzte, Heilpraktiker usw. sind verantwortlich für unseren Gesundheitszustand, sondern einzig und allein wir selbst. Wir können ihn nur verändern, indem wir unser Verhalten, unsere Gewohnheiten ändern.

Unser Gesundheitszustand ist nicht abhängig von dem, was andere (Ärzte, Heilpraktiker usw.) für uns tun, sondern einzig davon, was wir bereit sind, selbst für uns zu tun. Unsere Ernährung, genügend Bewegung, Sonne und frische Luft, Ruhe und Meditation, harmonische Beziehungen innerhalb der Familie und zu unseren Mitmenschen sind ausschlaggebend für unsere Gesundheit. Unsere Kinder sind natürlich abhängig von uns. Wir haben eine große Verantwortung ihnen gegenüber, da wir mit der Lebensmittelauswahl und unserem Lebensstil Einfluß auf ihre Gesundheit und Leistungsfähigkeit, auf ihr Konzentrationsvermögen und ihre Lebensfreude nehmen. Deshalb ist es für jeden einzelnen wichtig, zu wissen, was die einzelnen Lebens- und Genußmittel bewirken und was sie im Organismus hervorrufen können.

Sehr viele Krankheiten, an denen die Menschen zivilisierter Völker leiden, sind nachweislich ernährungsbedingt. Vor allem werden der Zucker, die isolierten Kohlenhydrate und das tierische Eiweiß, insbesondere das der Kuhmilch, für ernährungsbedingte Zivilisationskrankheiten verantwortlich gemacht.

Dies sind nach Dr. med. A. O. Bruker folgende Krankheiten:
1. der Gebißverfall, die Zahnkaries und die Parodontose
2. die Erkrankungen des Bewegungsapparates, die sogenannten rheumatischen Erkrankungen, die Arthrose und Arthritis, die Wirbelsäulen- und Bandscheibenschäden
3. alle Stoffwechselkrankheiten wie Fettsucht, Zuckerkrankheit, Leberschäden, Gallensteine, Nierensteine, Gicht
4. die meisten Erkrankungen der Verdauungsorgane wie Stuhlverstopfung, Leber-, Gallenblasen-, Bauchspeicheldrüsen- sowie Dünndarm- und Dickdarmerkrankungen, Verdauungs- und Fermentstörungen
5. Gefäßerkrankungen wie Arteriosklerose, Herzinfarkt, Schlaganfall und Thrombosen
6. mangelnde Infektabwehr, die sich in immer wiederkehrenden Katarrhen und Entzündungen der Luftwege, den sogenannten Erkältungen und in Nierenbecken- und Blasenentzündungen äußert
7. manche organische Erkrankungen des Nervensystems
8. Hauterkrankungen und Allergien
9. auch an der Entstehung des Krebses soll die Fehlernährung beteiligt sein.

In diesen Fällen ist nach Dr. Bruker die Kuhmilch als erstes zu meiden, ebenso Quark, Käse, Fleisch, Wurst, Fisch und Eier.

Auch das maßgebliche amerikanische National Cancer Institute hält die Ernährung für den entscheidenden Faktor im Krebsgeschehen.

Wenn wir uns bewußt werden, daß all diese Krankheiten ernährungsbedingt sind, und wir nicht auch früher oder später daran leiden wollen, müssen wir etwas dagegen tun. Wir müssen uns ändern, wir müssen unsere Eßgewohnheiten ändern und dürfen nicht weiter gegen die wirklichen Bedürfnisse unseres Körpers leben. Wir brauchen uns mit den sogenannten Alterskrankheiten nicht abzufinden. Wir können ihnen jetzt vorbeugen und nicht erst dann etwas dagegen tun wollen, wenn wir sie haben.

Die meisten von uns essen zuviel, zuviel Fett, zuviel Eiweiß, zuviel Salz, zuviel Zucker, zuviel denaturierte Fertigprodukte.

Dies führt zu einer mangelhaften Versorgung mit Vitaminen und Mineralstoffen, führt zu Störungen im Stoffwechsel unserer Zellen, führt zu Ablagerungen oder Stoffwechselrückständen, die unsere Gesundheit beeinträchtigen.

Die Folgen sind oft Übergewicht, Fettsucht, Erkrankung der Herzkranzgefäße, hoher Blutdruck, Magengeschwüre, Rückenschmerzen, Migräne, Arthritis, Schlaganfall und Krebs.

Krankheiten werden meist als lästige und unsinnige Störungen im Körpersystem angesehen, die der Arzt abzustellen hat, je schneller, desto besser. Grund für Krankheiten sind aber in unseren reichen zivilisierten Ländern in vielen Fällen schädliche Verhaltensweisen, vor allem Eßgewohnheiten, die zu einer inneren Vergiftung, zu einer Überlastung des Körpers mit Fremdstoffen führen, im Gegensatz zu armen Entwicklungsländern, in denen mangelnde Hygiene, Unterernährung oder Mangelernährung eine große Rolle spielen.

Wenn der Körper mit den sich anhäufenden Säureendprodukten der Verdauung, den Säuren aus der Gärung und den Fäulnisgiften bei verzögerter Verdauung nicht mehr fertig wird, kommt es zum Ausbruch von Krankheiten. Nach Prof. Ehret ist Krankheit ein Versuch des Körpers, Abfall, Schleim und Gifte auszuscheiden, um wieder ins Gleichgewicht zu kommen.

Falsche Ernährung wirkt sich oft nicht sofort nachteilig aus, sondern oft erst nach Jahrzehnten. Unser Organismus kann Ernährungsfehler lange tolerieren, er zehrt von einer guten Erbanlage, von einer guten Konstitution, von einer vorteilhaften Ernährung in der Kindheit und anderem. Die Fehler werden lange Zeit nicht sichtbar, so daß es nicht gleich offensichtlich ist, daß falsche Ernährung oder Lebensweise für die scheinbar plötzlich auftretenden Beschwerden verantwortlich ist.

Krankheiten sind Warnsignale, die auftreten, wenn kleine

Hinweise, die uns unser Körper schon gegeben hatte, wie Müdigkeit, Kopfschmerzen, Unwohlsein usw. nicht beachtet wurden. Wird dieses Signal wiederum nicht beachtet und die Symptome unterdrückt, dann wird der Körper einen anderen Weg finden, eine neue Krankheit, seine Botschaft mitzuteilen, so lange, bis wir unser Verhalten entsprechend geändert haben.

Unser Körper besitzt wunderbare Selbstheilungskräfte, die mit jeder Krankheit fertig werden können. Wir müssen ihn nur unterstützen, anstatt ihn durch falsche Ernährung und Lebensweise zu vergiften und zu behindern.

Lebensmittel und Licht

«Lebendiges kann nur aus Lebendigem entstehen»
Nach der von Kollath begründeten modernen Ernährungslehre
wird zwischen Lebensmittel und Nahrungsmittel unterschieden.
Unter Lebensmittel versteht man Nahrung, die noch lebendig und
ursprünglich ist, so wie sie die Natur uns bietet, wie zum Beispiel
ein Apfel, eine Banane, eine Karotte, eine Gurke, ein Getreidekorn
usw.

Zu den Nahrungsmitteln gehören alle durch Erhitzung, Konservierung oder andere Behandlung und Zubereitung erzeugten
Produkte. Durch diese verschiedenen Veränderungen wird aus
dem Lebensmittels ein Nahrungsmittel, das nicht mehr alle Nährstoffe und biologischen Wirkstoffe des ursprünglichen Lebensmittels enthält. Wer hauptsächlich Lebensmittel im Gegensatz zu
Nahrungsmitteln ißt, braucht sich in der Regel um die Versorgung
seines Körpers mit einzelnen Stoffen und um seine Gesundheit
keine Gedanken zu machen.

Jeder Art von Ernährung, ob pflanzlich oder tierisch, liegt als Gemeinsamkeit die Fähigkeit der Lebewesen zugrunde, Sonnenenergie, Licht speichern zu können. So leben wir Menschen wie
alle anderen Lebewesen vom Sonnenlicht. Pflanzen leben durch
die Photosynthese direkt vom Sonnenlicht. In der Photosynthese
verbinden sich Wasser und Kohlendioxid unter Einwirkung des
Sonnenlichts zur Lebensmitteleinheit Glucose (Zucker). Durch
die Photosynthese wird das Sonnenlicht in biologisch verfügbare

Energie verwandelt. Die Tiere und wir Menschen leben direkt oder indirekt von Pflanzen. Ganz vereinfacht dargestellt, werden in uns die Zuckermoleküle wieder in Kohlendioxid und Wasser aufgespalten, was beides wieder ausgeschieden wird. Übrig bleibt die Sonnenenergie, die uns, wie alle anderen Lebewesen, am Leben erhält. Auf der Suche nach einem den Inhaltsstoffen der Nahrung übergeordneten Qualitätsmerkmal konnte F.-A. Popp beweisen, daß Lebensmittel Licht speichern und daß die Lichtspeicherfähigkeit die Lebensmittelqualität bestimmt. Durch die von Popp entwickelte Lichtanalyse ergab sich zum Beispiel, daß Kartoffeln aus biologisch-dynamischem Anbau (nach Rudolf Steiner) mehr Licht abstrahlen als herkömmlich angebaute. Ebenso konnte festgestellt werden, daß Pestizide die Biophotonenausstrahlung deutlich vermindern. Nicht raffinierte Öle haben eine hohe Lichtspeicherfähigkeit, raffinierte Öle dagegen verlieren sie vollständig. Durch die Raffinierung (Bleichung, Entsäuerung durch Natronlauge, Erhitzung) werden zwar Schadstoffe entfernt, aber auch Geruchs- und Geschmacksstoffe und Vitamine zerstört. Bei Messungen von Lebensmitteln aus Anbau mit biologischer Düngung und künstlicher Düngung ergaben sich klare Qualitätsunterschiede.

Die Lebendigkeit oder Lichtspeicherfähigkeit der Lebensmittel hängt jedoch nur zu einem Teil von der Anbaumethode ab. Sie ist ebenso abhängig von der Sonnenbestrahlung, von der Bodenqualität, vom Reifegrad, vom Frischezustand, vom Grad der Naturbelassenheit, von der Schadstoffbelastung (Nitratgehalt, Pestizide, Schwermetalle), von den Verarbeitungsformen, von der Hitzebehandlung bei der Haltbarmachung, von Kühl- und Tiefkühlverfahren, von der richtigen Lagerung und schließlich von den Zubereitungsmethoden wie Backen, Braten, Dünsten, Kochen oder Schmoren.

Wird ein Tier geschlachtet, sterben die Zellen ab, der Zellverfall setzt ein, Enzyme und Mikroorganismen beginnen das Zellmaterial zu zersetzen. Früchte oder abgeschnittene Pflanzen dagegen «leben» bei richtiger Lagerung noch lange Zeit nach ihrer Ernte. Ihre Zellen bleiben vital, und sie verlieren oft erst nach Tagen (Früchte oft erst nach Wochen, Samen nach Jahren) mit ihrer Lebendigkeit ihre «Ausstrahlung», sie fangen an zu welken oder zu faulen. Diese Lebendigkeit bestimmt den gesundheitlichen Wert eines Lebensmittels, nicht die chemische Zusammensetzung.

Durch radioaktive Bestrahlung von Lebensmitteln ändert sich nichts an der stofflichen Zusammensetzung, aber der entscheidende Faktor, die Lebendigkeit, geht verloren. So verlieren Samen ihre Keimfähigkeit, Zwiebeln können nicht mehr austreiben, das heißt, sie leben nicht mehr weiter.

Durch den Zellverfall oder durch Zerstörung der Zellen (durch Zerkleinern, Mixen, Entsaften von Früchten und Pflanzen) geht die Lebendigkeit und damit die Photonenaktivität der Zellen innerhalb weniger Minuten verloren.

Wissenschaftler haben festgestellt, daß diese Lebendigkeit, die durch die Photonenresonanz sichtbar und messbar wird, von bestimmten Molekülen ausgeht, die von Walter Ostertag, einem Münchner Biologen, als «lebende Makromoleküle» (LM) bezeichnet wurden. Zu den LM gehören die DNS, Träger der Erbinformationen, alle anderen Ribonukleinsäuren, das Chlorophyll der Pflanzen und Algen, verschiedene Bakterien und deren Spaltprodukte und viele andere Formen.

Die «lebenden Makromoleküle» haben eine entscheidende Rolle bei der Steuerung und Koordination der Lebensvorgänge, welche die Ordnung und damit die Gesundheit der Organismen aufrechterhalten.

Daß Lebensmittel möglichst frisch sein sollen, leuchtet jedem von uns ein, denn durch lange Lagerung oder Konservierungsverfahren gehen wichtige «Vitalstoffe» verloren.

Außer keimfähigem Getreide und anderen keimfähigen Samen und Nüssen verlieren unsere Nahrungsmittel mit zunehmender Lagerungszeit schnell an «Vitalität».

Durch Biophotonenmessungen zeigte sich, daß frische, unbehandelte, mit Schadstoffen unbelastete Lebensmittel die höchste «Vitalität» besitzen, die sich in der Lichtspeicherfähigkeit widerspiegelt. Diese Lebensmittel sind es, die für uns und unsere Gesundheit von Wert sind. Daß keine oder die schonendste Verarbeitung am ehesten den Wert der Nahrung erhält, gilt als selbstverständlich. So hat frisches, rohes Obst und Gemüse den größten Wert für unsere Gesundheit.

Je lichtreicher unsere Nahrung ist, die uns nicht nur mit Kohlenhydraten, Eiweiß, Fetten, Vitaminen, Mineralen und Spurenelementen, sondern auch mit Biophotonen versorgt, desto besser kann unsere innere Ordnung, unser Gesundheitszustand aufrechterhalten werden. Mangel an direktem Sonnenlicht wie Lichtmangel in unserer Nahrung verursachen Störungen im Stoffwechsel, Unordnung im körperlichen wie im geistigen Bereich, was sich zum Beispiel unter anderem als Depressionen bemerkbar macht. Der größte Teil unserer Ernährung sollte aus lebendiger Nahrung bestehen. Nur so können wir zur vollen Gesundheit und unserer bestmöglichen körperlichen Verfassung gelangen. Salate, Gemüse, Obst, gekeimtes Getreide und Nüsse haben die größte Lebendigkeit und sind durch ihren großen Wasseranteil auch gleichzeitig das beste Mittel zur Unterstützung der Ausscheidung von Stoffwechselschlacken.

Lebensmittel sind also mehr als die Summe ihrer Bestandteile. Aber es ist auch interessant, was die Wissenschaft über einzelne Inhaltsstoffe herausgefunden hat.

Inhaltsstoffe unserer Nahrung

Nach dem heutigen Wissensstand der Ernährungsforschung wird der Wert unserer Ernährung wesentlich bestimmt durch den Gehalt essentieller Nährstoffe. Essentiell bedeutet lebensnotwendig und zufuhrnotwendig. Diese Stoffe müssen mit der Nahrung aufgenommen werden, um die Lebensvorgänge aufrechterhalten zu können, da sie nicht selbst im Stoffwechsel hergestellt werden können. Dazu zählen (neben Wasser):

Vitamine

In pflanzlichen Lebensmitteln sind fast immer alle Vitamine, Minerale und Spurenelemente zu finden, allerdings in sehr unterschiedlichen Konzentrationen. Die unterschiedlichen Konzentrationen dieser Inhaltsstoffe und die verschiedenen sekundären Pflanzenstoffe (Aromen, Fruchtsäuren, Farbstoffe) bedingen die besondere Wirkung jedes Lebensmittels. Im Stoffwechsel des Körpers stehen die Vitamine in einem komplexen Zusammenspiel mit allen anderen Nährstoffen. Ohne Aminosäuren, Mineralstoffe und Spurenelemente können Vitamine nicht verwertet werden. Vitaminüberschüsse in der Nahrung können die Wirkung anderer Vitamine unterdrücken oder den Bedarf anderer Vitamine erhöhen. Manche Vitamine können nur dann wirksam werden, wenn bestimmte Aminosäuren und Spurenelemente vorhanden sind.

Vitamin A nährt und fördert den Aufbau von Haut, Haaren, Nägeln, Zähnen und Knochen, ist notwendig für unsere Sehkraft und zur Zellneubildung, es stabilisiert die Blutkapillaren, das Immunsystem sowie die Atmungsorgane (Bronchien, Lunge). Die Aufnahme von Vit. A ist abhängig von der Fettverdauung. Deshalb sollte den Gemüsen und Salaten zur besseren Aufnahme immer etwas kaltgepreßtes Öl oder Sahne beigegeben werden. Der Bedarf von Vit. A erhöht sich bei Streß, da bei Streß wie auch bei Eisenmangel die Aufnahme geringer ist.

Reich an Vit. A sind Karotten, Grünkohl, Spinat, Süßkartoffeln, rote Paprika, Tomaten, Broccoli, Endiviensalat, Feldsalat, Mais, Hülsenfrüchte, Pilze, Petersilie, Löwenzahn, Mandeln, Aprikosen (auch getrocknet).

Diese Pflanzen und Früchte enthalten Karotin, das in der Leber gespeichert und bei Bedarf in Vit. A umgewandelt wird.

Vitamin B1 (Thiamin), das Nervenvitamin, ist wichtig für Muskel-, Herz- und Nervenzellen. Es regt den Haarwuchs an und verhindert Haarausfall.

Der Bedarf steigt bei erhöhter Leistung und mit zunehmender Kohlenhydratzufuhr und -verwertung, das heißt mit zunehmendem Genuß von Stärke, besonders Weißmehl, Zucker, Honig und Alkohol.

Vit. B1 ist wasserlöslich und hitzeempfindlich, was bedeutet, daß durch Kochen in Wasser große Verluste entstehen. In saurer Lösung ist es beständiger. Dies erklärt den Sinn, Linsen- oder Bohnengerichten etwas Essig oder Zitronensaft beizugeben. Da Vit. B1 auch sauerstoffempfindlich ist, ist frisch gemahlenes Mehl am wertvollsten, da hier die Oxidation von Vit. B1 am wenigsten fortgeschritten ist.

Bei Vit.-B1-Mangel entstehen Krankheitsbilder mit Muskelschwächen, Entzündungen und Nervenstörungen. Leichte Reizbarkeit, Zanksucht, Unzufriedenheit, Angstzustände, Depressionen, auch ein gestörtes Kurzzeitgedächtnis, können die Folge von Vit.-B1-Mangel sein. Vit.-B1-Mangel stört die Regeneration, führt zu Erschöpfung des Organismus, zum Verlangen nach Süßigkeiten und Kaffee. Hier schließt sich ein Teufelskreis, denn der Bedarf an Vit. B_1 steigt mit dem Genuß von Süßigkeiten an, und der Mangel wird weiter vergrößert.

Vit. B_1 ist reichhaltig in Vollgetreide, Hülsenfrüchten, Kartoffeln, grünem Blattgemüse, Hefeflocken und Nüssen.

Vitamin B_2 (Riboflavin) wird auch als «Anti-Alterungsvitamin» der Haut bezeichnet. Es ist notwendig für gesunde Haare, Haut, und Nägel, es ist mit Vit. A und Niacin für die Sehkraft, besonders für das Dämmerungs- und Nachtsehen wichtig, es regelt den Fett- und Eiweißstoffwechsel und den Zuckerhaushalt des Körpers.

Riboflavin ist hitzeempfindlich, es geht beim Kochen bis zu 50 % verloren.

Mangelerscheinungen sind Entzündungen im Mundbereich, eingerissene Mundwinkel, Juckreiz, Ekzeme.

Vit. B_2 kommt vor allem in Rohmilch, Frischkäse, Quark, Jogurt, Edelhefe, in Zuckermais, Spinat und Vollkorn vor.

Vitamin B_3 (Niacin) ist an allen Stoffwechselprozessen beteiligt, versorgt die Zellen mit Energie, repariert kaputte Zellen, unterstützt die Magen-Darm-Funktionen und wirkt durchblutungsfördernd im ganzen Körper.

Der Bedarf ist bei Streß und Alkoholkonsum erhöht.

Niacin ist hitzebeständig, aber leicht wasserlöslich. Deshalb entstehen beim Kochen in Wasser hohe Verluste (teilweise bis zu über 50 %).

Niacinmangel hat Einfluß auf die Nerven und Psyche, es kann zu aggressiven, gewalttätigen oder psychotischen Zuständen kommen. Es können Kopfschmerzen, Müdigkeit mit gleichzeitiger Schlaflosigkeit, Gleichgewichtsstörungen, Schwindelanfälle, Entzündungen der Schleimhäute (Bronchitis, Halsschmerzen) auftreten.

Niacin kommt in allen Vollkornprodukten, Nüssen, Pilzen,

in Hefeflocken, roten Paprika, Avocado, Tomaten, Fenchel und Kartoffeln vor.

Vitamin B5 (Pantothensäure), das «Verjüngungsvitamin», ist entscheidend beteiligt am Aufbau und an der Erhaltung der Gewebe, Haut und Schleimhäute. Es fördert Wachstum und Pigmentierung der Haut und der Haare, es baut Fett ab und wird zur Entgiftung der Zellen von Schadstoffen benötigt.

Vit. B5 ist empfindlich gegen Hitze, Säuren und Basen, das heißt, es wird durch Kochen oder Backen teilweise zerstört. Mangel an Vit. B5 macht sich durch eine verminderte Wärmebildung bemerkbar, das heißt, man friert leicht, hat leicht kalte Hände und Füße. Es können Konzentrationsstörungen auftreten, Depressionen, Empfindlichkeit, Rührseligkeit, da Gefühle nicht mehr richtig gelenkt werden können. Vit.-B5-Mangel führt zu Infektanfälligkeit, schlechter Wundheilung und zu Pigmentmangel in den Haaren (graue Haare).

Vit. B5 ist enthalten in Rohmilch, Naturreis, Haferflocken, Süßkartoffeln, Grünkohl, Blumenkohl, Zucchini, weißen Bohnen, Lima-Bohnen, Spinat und in allen gekeimten Samen (wie zum Beispiel Weizen, Dinkel, Gerste, Buchweizen, Alfalfa, Senf, Kresse).

Vitamin B6 (Pyridoxin) ist ein wichtiges Steuervitamin im Eiweiß- und Hormonhaushalt. Es ist notwendig für die Vit.-B12-Aufnahme und für die Verwertung von Pantothensäure. Es wirkt Nerven- und Hautschäden entgegen.

Vit B6 ist hitzeempfindlich, und der Bedarf steigt mit eiweißreicher Ernährung, Streß und Kaffeekonsum.

Vit.-B6-Mangel kann folgende Wirkungen auf die Psyche haben: Verlust an Selbstvertrauen, leichte Reizbarkeit, leichtes Gekränktsein, Depressionen und Konzentrationsstörungen. Es kann zu Benommenheit, Kopfschmerz, Migräne, Krämpfen, Nervenentzündungen, Akne, Ekzeme, Infektanfälligkeit kommen. Mangelerscheinungen können sich auch in Hautblässe und Haarergrauen äußern.

Vit.-B6-Quellen sind alle Hülsenfrüchte (Bohnen, Erbsen, Linsen), Getreide, Avocado, Bananen, Hirse, Buchweizen, Hefeflocken, Grünkohl, dunkelgrüne Blattgemüse, Karotten, Rohmilch, Sojabohnen- und Weizenkeimlinge.

Vitamin B9 (Folsäure) fördert die Bildung roter und weißer Blutkörperchen, schützt vor vorzeitigem Haarergrauen und Fehlpigmentierung der Haut. Folsäure ist notwendig zur Vit.-B12-Aufnahme und für den Proteinaufbau im Körper. Die Herstellung von Vit. B9 durch Darmbakterien kann den Bedarf des Menschen zum großen Teil decken. Der Organismus kann auch einen Vorrat für 15 bis 30 Tage anlegen. Der Bedarf steigt bei proteinreicher Ernährung. Die Aufnahme wird durch Alkohol, Östrogene («Pille»), Barbiturate und andere Medikamente gehemmt. Mangel kann auch bei Eisenmangel, Darmerkrankungen (Störung der Darmflora), Schilddrüsenüberfunktion und Antibiotikatherapie entstehen. Folsäure ist hitzempfindlich, sie wird durch Kochen bis zu 97 % zerstört.

Vit. B9 ist enthalten in grünem Blattgemüse, besonders in Spinat, Mangold, in Getreide, Pilzen, Hefeflocken, Vollkornprodukten, Sojabohnen und anderen Hülsenfrüchten.

Vitamin B12, das Bluterneuerungsvitamin, beugt Blutarmut vor, ist notwendig für den Stoffwechsel und Zellaufbau.

Vit. B12 geht durch Kochen bis zu 55 % verloren.

Mangelerscheinungen sind Blutarmut, Haarverlust, Immunsystemschwäche, Konzentrationsschwäche bis zu Verwirrungszuständen.

Vit. B12 kommt nicht nur in Fleisch und Fisch vor, sondern auch in Rohmilch, Frischkäse, in aus Süßlupinen hergestelltem Lupinentofu, in Alfalfasprossen, grünen Erbsen- und Linsenkeimlingen, Kichererbsen- und Mungobohnenkeimlingen, Spirulina, in fermentierten Lebensmitteln wie Sauerkraut, milchsaures Gemüse, Miso und Tempeh.

Außerdem wird Vit. B_{12} von einer gesunden Bakterienflora im Darm produziert.

Vit. B_{12} kann im Organismus gespeichert werden, und der Vorrat kann zirka 5 Jahre reichen.

Inosistol (gehört zur Vit.-B-Gruppe) hat zentrale Funktionen im gesamten Stoffwechsel, ist ein wichtiger Nährstoff für das Gehirn und schützt vor Haarausfall.

Inosistol ist hitzeempfindlich und wird beim Kochen bis zu 95 % zerstört.

Mangelerscheinungen sind Augenbrennen und Augenirritationen, Ekzeme und Haarausfall.

Inosistolquellen sind Weizenkeimlinge, Sojalezithin, Flüssighefe, Hefeflocken, Mais, angekeimte Samen und Mandeln, angekeimter Buchweizen, Gerste, Hafer sowie Ziegen- und Schafsrohmilchprodukte.

Vitamin B_{13} (Orotsäure) fördert den Eiweißaufbau, schützt die Leber, löst Ablagerungen in den Arterien und wirkt Magnesiummangelerscheinungen entgegen.

Orotsäure ist hauptsächlich in Schafsmilch enthalten. Sie wird auch synthetisch hergestellt und zur Hemmung und Entgiftung von krebserzeugenden Substanzen eingesetzt.

Vitamin C steigert die natürlichen Abwehrkräfte gegen Infektionen. Es wirkt verjüngend, da es die Collagen-Bildung im Hautgewebe unterstützt. Es ist notwendig für zahlreiche Funktionen des Bindegewebes und hat wie Vit. B_1 universelle Bedeutung für den Zellstoffwechsel.

Vit. C ist wichtig zur Entgiftung der Zellen und zur Neutralisation von Sauerstoff-Radikalen. Es aktiviert zahlreiche Fermente, regt die Knochenmarksfunktionen an, verbessert die Aufnahmefähigkeit für Eisen und wirkt entzündungshemmend.

Vit. C ist wasserlöslich und hitzeempfindlich, das heißt, es wird durch Kochen zum großen Teil zerstört. Der Bedarf steigt

31

bei erhöhter Leistung und Anstrengungen, Schwangerschaft, Stillzeit, im Wachstum und im Alter. Raucher haben einen erhöhten Bedarf an Vit. C.

Vit.-C-Mangel führt zu verminderter Aufnahme und Speicherung von Eisen, was zu Blutarmut führt. Mangelerscheinungen sind Müdigkeit, «Frühjahrsmüdigkeit», Appetitlosigkeit, Schwäche, schnelle Erschöpfbarkeit, Kreislaufstörungen, Anfälligkeit gegen Infekte, Verdauungsbeschwerden, Blutungsneigungen, besonders Zahnfleischbluten, Nasenbluten (die Kapillargefäße werden brüchig, dadurch kommt es leicht zu kleinen bis großflächigen Blutergüssen).

Vit. C ist enthalten in frischem Gemüse und Früchten, besonders in Orangen, Grapefruits, Zitronen, Hagebutten, Sanddornbeeren, schwarzen Johannisbeeren, grünen Paprika, Kohl, Sauerkraut, Kartoffeln, Petersilie.

Vitamin-P-Komplex (Bioflavonoide mit Vit. C und Rutin) ist notwendig zur Bildung der Binde- und Stützgewebe, besonders in Haaren, Knorpel und Knochen, wichtig für die Elastizität und Reparatur von Kapillargefäßen, gegen blaue Flecken und Blutergüsse, spröde Haut und geplatzte Äderchen.

Mangelerscheinungen sind Gefäßbrüchigkeit, leichtes Auftreten von blauen Flecken, Blutergüssen, Neigung zu Nasenbluten und Zahnfleischbluten.

Vit.-P-Komplex kommt vor allem in Buchweizen, Aprikosen, Kirschen, Pflaumen, grünen Paprika und in Zitrusfrüchten vor.

Vitamin D, das Verjüngungsvitamin, reguliert den Calciumgehalt des Blutes, ist wichtig für die Hormonregulierung und das Wachstum, es ist notwendig zur Bildung der Haarwurzeln und fördert zusammen mit Calcium, Magnesium und Phosphor die Festigkeit von Knochen und Zähnen.

Vit.-D-Mangelerscheinungen sind Knochen- und Muskelschwäche, leicht brüchige Knochen, Rachitis, Verformung des Brustkorbs und des Beckens, Wachstumsstörungen und verzögerte Zahnentwicklung, Zähne bleiben unterentwickelt, weisen Stellungsfehler und Zahnschmelzdefekte auf.

Vit.-D-Mangel verursacht Störungen in der Eiweißsynthese, es kann zu geistiger und körperlicher Leistungsunfähigkeit, zu Gedächtnisschwäche, Mutlosigkeit und Depressionen (Winterdepression) kommen. Durch Fermentmangel (durch die gestörte Eiweißsynthese) kommt es zu Verdauungsstörungen, Blähungen, breiigem Stuhl, Durchfall oder Verstopfung durch Muskelschwäche der Därme.

Vit.-D-Mangel verursacht Nebennierenstörungen, die zu hypoglykämischen Zuständen (Absinken des Blutzuckerspiegels), zu Kreislaufschwäche, zu mangelhafter Wärmebildung, zu Muskelspannungen und -krämpfen führen können.

Vit. D wird bei ausreichender Sonnenbestrahlung in der Haut gebildet. Quellen in der Nahrung sind Butter, Rohmilch, besonders Schafs- und Ziegenrohmilch, Frischkäse, Sonnenblumenkernkeimlinge, Alfalfasprossen, Mandeln, Sesamsamen, Pilze, reife Oliven und frische Kokosnuß.

Vitamin E wird auch als Verjüngungs- und Fruchtbarkeitsvitamin bezeichnet, auf Grund seines Einflusses auf die Funktion von Hormondrüsen und die Zellregeneration. Vit. E schützt die Zellen vor freien Radikalen, die die Zellen schädigen und das Immunsystem schwächen. So beugt es Herzkrankheiten und Krebs vor. Es wirkt regulierend auf die Hypophyse und hat dadurch Einfluß auf den gesamten Stoffwechsel und auf die Geschlechtsorgane. Es wirkt auf den Muskelstoffwechsel, auf die Haargefäße (Kapillaren) und hat regenerierende Wirkung auf das Bindegewebe.

Vit. E in Verbindung mit Selen aktiviert die Zellatmung, stärkt Herz und Kreislauf, trägt zur Verminderung von Arteriosklerose und zur Senkung des Cholesterinspiegels im Blut bei.

Vit. E kommt vor in kaltgepreßten Ölen wie Weizenkeimöl, Sonnenblumenöl, Lein- und Sesamöl, in Weizenkeimlingen, in allen angekeimten Kernen und Nüssen, Sesam, Leinsamen und in keimfähigem Hafer.

Vitamin H (Biotin) hat umfangreiche Funktionen im Eiweiß-, Fett- und Kolenhydratstoffwechsel zu erfüllen.

Mangelerscheinungen sind Ansteigen des Cholesterinspiegels im Blut, trockene, schuppige Haut, Kopf- und Hautekzeme, schuppige Hautentzündungen, Haarverlust, Infektanfälligkeit, Müdigkeit.

Biotin ist enthalten in Hefeflocken, Flüssighefe, Naturreis, Sojabohnen, in Schafs- und Ziegenrohmilchprodukten, in angekeimtem Hafer und Weizen.

Lezithin und Cholin sind notwendig für den Aufbau und Schutz der Nervenenden, regulieren die Funktion von Leber und Gallenblase, bauen überflüssiges Cholesterin und Fett aus der Leber, den Zellen und aus Arterien ab, regulieren den Blutdruck, wirken Gefäßbrüchigkeit entgegen und schützen vor Gallensteinbildung und Arteriosklerose. Sie sind zusammen mit Inosistol verantwortlich für Glanz und Haarfülle.

Cholin ist ein Kofaktor von Lezithin, das heißt, es kommt immer zusammen mit Lezithin vor.

Lezithin ist hitzeempfindlich, bei Temperaturen über 70 Grad wird es vollständig zerstört.

Lezithinquellen sind Sojalezithin (Granulat oder Pulver), Avocado, Buchweizensprossen, Sesam, Mandeln, Sonnenblumenkernsprossen, Sojabohnenkeimlinge, Mungobohnenkeimlinge.

Das harmonisch ausgewogene Verhältnis der Vitamine zueinander ist mitverantwortlich für den reibungslosen Ablauf aller Lebensvorgänge im Körper. Vitaminmangel kann die Ursache von vielfältigen disharmonischen Zuständen im körperlichen wie im geistigen Bereich sein.

Das komplexe Wechselspiel zwischen Vitaminen, Mineralen, Spurenelementen, Aminosäuren und sekundären Pflanzenstoffen macht die Einnahme von einzelnen, synthetischen Vitaminpräparaten wenig sinnvoll, da die Begleitstoffe, die zur Aufnahme nötig sind, fehlen und so das Präparat bestenfalls

wieder ausgeschieden wird. Durch die gegenseitige Beeinflussung der verschiedenen Vitamine kann ein Vitamin den Bedarf an anderen Vitaminen abschwächen oder erhöhen. Deshalb ist eine Anreicherung von Lebensmitteln mit einzelnen Vitaminen nicht unproblematisch.

Auf Grund der Hitze- und Sauerstoffempfindlichkeit vieler Vitamine besitzen nur frische, unerhitzte Lebensmittel das natürliche, harmonische Verhältnis an Vitaminen, das der Gesundheit zugute kommt.

Die Mineralstoffe und Spurenelemente

Calcium ist wie Magnesium unentbehrlich für Knochen- und Muskelaufbau und die Funktionen des Nervensystems. Es steuert die Blutgerinnung und ist notwendig für gesunde Haare, Haut und Zähne. Fast alle Körpervorgänge sind von Calcium abhängig. Der Calciumbedarf erhöht sich bei Alkoholkonsum und eiweißreicher Ernährung, da dabei vermehrt Calcium über die Nieren ausgeschieden wird. Die Aufnahme wird gehemmt durch fettreiche Ernährung und ist abhängig von Vit. D und Phosphor.

Ein Calciummangel bringt neben Entkalkung und damit Brüchigkeit der Knochen mangelnde Widerstandskraft der Zähne, Knorpel- und Haarschwund, empfindliche Störungen der innersekretorischen Drüsen, besonders der Schilddrüse und der Lymphe, es kommt zu Muskelkrämpfen und zu Übererregbarkeit der Nerven.

Gute Calciumquellen sind Schafs- und Ziegenrohmilchprodukte. Milch zu kochen bedeutet Verlust von Calcium, B-Vitaminen und Eiweiß. Bei H-Milch sind viele wertvolle Inhaltsstoffe zu 70–90 % zerstört. Sesam gehört mit zu den calciumreichsten Lebensmitteln.

Weitere Calciumquellen sind Alfalfasprossen, angekeimte Mandeln, Adukibohnen, Sojabohnen, Nüsse, Fenchel, Broccoli, Löwenzahnblätter, dunkelgrünes Blattgemüse, Dinkel, Grünkern, Buchweizen, Hirse, Hafer, Weiß- und Grünkohl, Endivien-salat und Kresse. Kuhmilch als Calciumlieferant ist umstritten, da man kaum unerhitzte Milch bekommen kann, außer direkt beim Bauern. Bei der über 60 Grad Celsius erhitzten Milch ist das Calcium nicht mehr organisch gebunden und zum Teil zerstört. Dieses erhitzte Calcium kann der Organismus nicht verwerten, er scheidet es be-stenfalls wieder aus oder lagert es als «Kalk» an den Arterien, im Bindegewebe oder in den Gelenken ab. Es ist die Ursache der «Milchgicht».

Eisen ist notwendig zur Bildung roter Blutkörperchen und zur Erhaltung der Haarfarbe und der Hautpigmentierung. Es ist wichtig für den Sauerstofftransport und die Sauerstoffverwer-tung im Organismus, ebenso für die Phosphorverwertung und damit für die Nutzung aller Stoffe, die nur an Phosphor gebun-den dem Organismus zur Verfügung stehen wie die Vitamine B_1, B_2, B_6 sowie Glucose und Fructose.

Die Eisenaufnahme aus der Nahrung wird durch Kaffee um zirka 40%, durch schwarzen Tee um zirka 60% verringert. Des-halb sollten schwarzer Tee und Kaffee nicht regelmäßig, also nicht zu den Hauptmahlzeiten und nicht in größeren Mengen getrun-ken werden. Erhitzung der Nahrung zerstört das Eisen zu 50%.

Eisenmangel führt zu Blutarmut, Schwäche, Müdigkeit, Kopfschmerzen, Infektanfälligkeit, zu einem Anstieg organischer Säuren im Gewebe, was zu allergischen und rheumatischen Re-aktionen führen kann, Blutungsneigung und Entzündungen der Schleimhäute, zu Herz- und Kreislaufschwäche wie auch Ver-dauungsschwäche. Das Haar wird struppig und brüchig, die Haut trocken und faltig, es treten Hautgeschwüre und Haaraus-fall auf. Die Fingernägel werden gerillt und großflächig einge-dellt. Es bilden sich «Hohlnägel».

Gute Eisenquellen für Vegetarier sind Alfalfasprossen, ge-keimte Kürbiskerne, Süßkartoffeln, Weizenkeimlinge, Sesamsa-men, Leinsamen, Hirse, Buchweizenkeimlinge, Hafer gekeimt,

Gerste gekeimt, Linsen, Sojabohnen, weiße Bohnen, Pfifferlinge, Bierhefe, Hefeflocken. Küchenkräuter wie Thymian, Majoran, Lorbeerblätter, Kümmel, Basilikum, Rosmarin, Salbei, Estragon, Schnittlauch und Paprika haben zum Teil extrem hohe Eisenwerte und bessern, täglich verwendet, obwohl man sie nur in kleinen Mengen nimmt, die Eisenbilanz beachtlich auf.

Jod sorgt für gesunde Haarwurzeln, ist notwendig für die Magnesiumaufnahme und zur Bildung des Schilddrüsenhormons Thyroxin, das Energie und Körpergewicht reguliert. Jod wird durch den Verzehr von Meeresalgen, Kelp (Meeresalgenmehl) und jodiertem Meersalz aufgenommen. In Meeresnähe wird dieses Spurenelement auch über die Atemluft aufgenommen. Da schwarzer Tee ein Jodräuber ist, kann es, wenn nicht genügend Jod zur Verfügung steht, in der Folge zu Magnesiummangel kommen. Die letzten beiden Punkte erklären, warum in Küstenregionen (zum Beispiel England, Friesland) traditionell mehr schwarzer Tee getrunken wird als im Binnenland und er dort, wegen der höheren Jodversorgung durch die Luft, besser verträglich ist.

Kalium erhält das Mineralstoffgleichgewicht, reguliert den osmotischen Druck innerhalb der Zelle, regelt die Darmperistaltik (Darmbewegung), die Muskelaktivität und den Muskeltonus (Muskelspannung). Kaliummangel äußert sich in Herz-Muskel-Schäden, in Muskelerschlaffung, Schwäche, Appetitlosigkeit, Blutdrucksenkung, unregelmäßigem Puls. Wichtige Kaliumquellen sind Alfalfasprossen, Mungobohnenkeimlinge, Sojabohnen, frischer Löwenzahn und Spinat, Gersten- und Weizenkeimlinge, Avocado, alle Pilze wie Champignons, Pfifferlinge, Steinpilze, Morcheln, Reizker, Birkenpilze, Trüffel, alle roten Kohlsorten, grüne Bohnen, Fenchel, Sesamsamen, Mandeln, Rote Bete, dunkelgrünes Blattgemüse, Äpfel, Bananen und Feigen.

Kupfer unterstützt die Gehirn- und Nervenfunktionen und wirkt dem Ergrauen der Haare entgegen. In eisenhaltigen Lebensmitteln ist immer auch Kupfer enthalten. Außerdem sind Mandeln, Aprikosen, Rosinen, dunkelgrüne Blattpflanzen gute Kupferlieferanten.

Magnesium ist wie Calcium unentbehrlich für Knochen- und Muskelaufbau. Es festigt die Fasern des Bindegewebes (Gelenkknorpel- und Knochenbildung) und ist an vielen Stoffwechselvorgängen (zum Beispiel Kohlenhydratverwertung, Cholesterinsynthese, Gallensäuresynthese) beteiligt, verbessert die Sauerstoffverwertung im Gewebe, ist ein Schutz gegen Gefäßschäden und Blutgerinnsel und damit wichtig zur Thrombosevorbeugung. Magnesium ist wichtig für gesunde Haare, Zähne und für die Hautfunktionen. Ohne Magnesium kann der Körper kein Calcium einlagern, keine energiereichen Substanzen aufbauen oder speichern und keine Glucose verwerten.

Der Bedarf steigt durch stoffwechselaktivierende Einflüsse wie Streß, tierisches Eiweiß, Kaffee, schwarzer Tee, Alkohol und durch erhöhte Calciumzufuhr. Durch diese Einflüsse wird die Magnesiumverwertung gehemmt und Magnesium vermehrt ausgeschieden. Ebenso wird bei Mangel an Vit. B_1 und Vit. B_6 und bei fettreicher Ernährung Magnesium schlechter aufgenommen. Die Magnesiumverluste durch Kochen betragen bis zu 50 %.

Magnesiummangelerscheinungen sind Nervosität, leichte Reizbarkeit, Hysterie, starke Stimmungsschwankungen, Herzrhythmusstörungen, Kreislaufschwäche, Gleichgewichts- und Koordinationsstörungen, Depressionen, Verwirrtheit, Einschlafstörungen, kein erholsamer Schlaf, Muskelzuckungen, Muskelkrämpfe, besonders Wadenkrämpfe nachts. Durch Magnesiummangel können Blutungen und Gefäßschäden auftreten.

Magnesiumquellen sind alle keimfähigen Kerne und Getreide wie Vollreis, Hafer, Gerste, Hirse, Buchweizen, Gersten- und Weizenkeimlinge, ferner angekeimte Kichererbsen, Alfalfasprossen, Schafs- und Ziegenrohmilch, Mandeln, Haselnüsse, Erdnüsse, Sesam, Leinsamen, Weizenkleie, Spinat und Löwenzahn.

Magnesiumreich sind auch Äpfel, Beerenobst, Broccoli, Endiviensalat, Grünkohl, Selleriewurzel, Stangensellerie, Gurken, dunkelgrünes Blattgemüse, Carob (Johannisbrotmehl), Hülsenfrüchte, besonders Süßlupinen, Sojaprodukte, grüne Bohnen, Hefeflocken und Bierhefe.

Mangan ist notwendig für Nerven, Gehirn und die Koordination der Muskeln, für die Hormonfunktion, die Darmflora und für den Fett- und Kohlenhydratstoffwechsel.

Mangan ist enthalten in Buchweizen, Linsen- und Weizenkeimlingen, angekeimten Mandeln und Nüssen, Löwenzahn, allen dunkelgrünen Blattgemüsen und Salaten, Äpfeln, Aprikosen, Grapefruits und Orangen.

Natrium ist das wichtigste Mineral zur Aufrechterhaltung des Säure-Basengleichgewichts. Ohne Natrium kann die Niere keine Säuren ausscheiden. Natrium ist wichtig für die Funktion der Zellmembranen und fördert die Aufnahme von Glucose und Aminosäuren durch die Darmschleimhaut. Natrium bindet Wasser und bewirkt dadurch die Fließfähigkeit des Blutes.

Durch das Kochen von Gemüse entstehen Verluste bei Natrium wie bei allen anderen Mineralen. Zu Natriummangel kommt es selten, da die meisten verarbeiteten Nahrungsmittel (Wurst, Käse, Konserven, Fertiggerichte, Brot und Gebäck) teilweise viel Salz enthalten und beim Kochen der Speisen meist Salz verwendet wird. Natriummangel kann Müdigkeit, Mattigkeit, Übelkeit, mangelnde Aktivität, Unentschlossenheit, lähmende Entscheidungsschwäche, auch Gleichgültigkeit und Verwirrtheit verursachen.

Mangelerscheinungen sind Schwellungen der Schleimhäute, aufgedunsene Wangen, geschwollene Augenlider, Tränenfluß, Austrocknen der Gewebe: Trockenheit der Haut und Schleimhäute, durch Sekretstauungen Entzündung der Bauchspeicheldrüse, Körperübersäuerung (Acidose) durch Anhäufung von Milchsäure und anderen organischen Säuren. Dies führt zu Nervenschmerzen, Nervenstörungen, Entzündungen, Muskelschmerzen, -schwellungen, -krämpfen (Organ- und Wadenkrämpfe).

Zu Natriumüberschuß kommt es wahrscheinlich häufiger als zu Natriummangel. Dabei kann es ebenso wie bei Mangel zu Mattigkeit und Depressionen kommen. Bei Säuglingen verursacht zuviel Natrium Fieber (Kochsalzfieber), Einschlafstörungen, Rötung der Stirn, Hitzepickel, Hautempfindlichkeit; trockene Haut, Ekzeme, Akne und Pustelbildung können ein Zeichen für zuviel Natrium in der Ernährung sein. Unruhe, Schlaflosigkeit, Erregungszustände, Verwirrtheit bis zum Delirium mit Fieber sind Natriumüberschuß- und Natriumvergiftungserscheinungen. Natrium verschlimmert die Folgen von Magnesium- und Kaliummangel.

Der Großteil (sehr oft zuviel) an Natrium wird durch den Gebrauch von Meer- und Kochsalz aufgenommen.

Pflanzliche Lebensmittel haben einen geringen Natriumanteil und sind deshalb für eine natriumarme Ernährung besonders geeignet.

Natriumquellen sind Rohmilch, Frischkäse, Kichererbsen, Champignons, Steinpilze, Pfifferlinge, Rettich, Radieschen, Blumenkohl, Weißkohl, Broccoli, Rosenkohl, Chinakohl, Wirsing, Kopfsalat, Feldsalat, Gurken, Tomaten, Pastinaken, Schwarzwurzeln, Bataten, Sauerkraut, milchsaures Gemüse, Sojasauce, Shoju, Miso.

Phosphor ist unentbehrlich im Stoffwechsel, besonders im Prozeß der Energiegewinnung und Energieumwandlung. Er spielt eine wichtige Rolle im Aufbau der Zellen und des allgemeinen Stützgewebes. Er ist notwendig zum gesunden Zahn- und Knochenaufbau. Phosphor wird zur Zuckerverwertung benötigt. Ohne Phosphor kann kein Calcium eingebaut werden. Deshalb ist isolierter Zucker in erster Linie ein Phosphorräuber, und in der

Folge kommt es zu Calciummangel, wenn nicht genügend Phosphor zur Verfügung steht.

Durch Phosphormangel entstehen Schädigungen des Gewebes, da phosphorreiche Eiweißverbindungen abgebaut werden müssen. Es kommt zu Calciummangel, da dieses, selbst wenn es in der Nahrung vorhanden ist, nicht aufgenommen werden kann.

Phosphorquellen sind Rohmilch, Frischkäse, Schafs- und Ziegenrohmilchprodukte, Erbsen, Sojabohnen, Champignons, Morcheln, Pfifferlinge, Blumenkohl, Broccoli, Lauch, Zwiebeln, Pastinaken, Zuckermais, Bataten (Süßkartoffel), Wurzelgemüse, Naturreis, Hirse, Hafer, Beerenobst, Kernobst und Steinobst.

Schwefel wird auch als das Schönheitsmineral bezeichnet. Es ist notwendig für gesunde Haut und gesunde Haare.

Schwefel ist enthalten in allen Lauchgewächsen wie Zwiebeln, Knoblauch, Bärlauch, Porree, ferner in Meerrettich, Radieschen, Rettich, Kresse, Sellerie, Grünkohl, Mungobohnen, Stangenbohnen und Erbsen.

Silizium ist notwendig für die Calciumaufnahme, den Haarwuchs, für gesunde Haut, Knochen, Nägel und Zähne, ist wichtig für die Nervenbildung, die Augen und die Gehirnfunktion.

Silizium ist enthalten in Alfalfasprossen, Brennessel, Hafer, Hirse, Rote Bete, Zwiebeln, Topinambur, Mandeln, Sonnenblumenkernkeimlingen, Leinsamen, Äpfeln und Trauben.

Zink ist wichtig für die Funktion der Keimdrüsen und die Hormonbildung. Zink wirkt wachstumsfördernd auf den Haarwuchs, unterstützt die Wund- und Knochenheilung und die Entgiftungs- und Abwehrkräfte des Organismus.

Mangelerscheinungen sind Schuppenbildung, Haarverlust, schlechte Wundheilung, Infektanfälligkeit, weiße Flecken unter den Fingernägeln, Prostatavergrößerung, Unfruchtbarkeit und Libidoverlust.

Wichtige Zinkquellen sind Haferflocken, Ziegen- und

Schafsmilchprodukte, gekeimte Mandeln. Zink wird in allen Getreidekörnern, Kernen und Nüssen erst mit dem Ankeimen (8 bis 12 Stunden) durch die Bildung von Enzymen aufgeschlossen, um aufgenommen werden zu können.

Essentielle Aminosäuren

Fast alle Lebensmittel, auch die pflanzlichen, enthalten die acht essentiellen Aminosäuren, allerdings in sehr unterschiedlichen Mengen. Pflanzliche Lebensmittel haben in der Regel einen geringeren Anteil essentieller Aminosäuren als tierische. Einige pflanzliche Lebensmittel wie zum Beispiel Bohnen und Süßlupinen erreichen und übertreffen sogar tierische Proteine an essentiellen Aminosäuren.

Zu den essentiellen Aminosäuren gehören:
Cystin ist ein Haar- und Nagelwuchstherapeutikum. Natürliche Quellen sind Linsenkeimlinge, Alfalfasprossen, Blumenkohl, Rosenkohl, Grünkohl, Weißkohl, Rote Bete, Karotten, Meerrettich, Zwiebeln, Ananas, Äpfel, Korinthen und Haselnüsse.

Lysin ist notwendig für eine gute Leber- und Gallenfunktion, reguliert die Funktion von Zirbeldrüse, Brustdrüsen und Eierstöcken, verhindert Zelldegeneration. Eine lysinreiche Ernährung schützt vor Herpesausbrüchen.
Besonders viel Lysin ist enthalten in Buchweizen, Rohmilch, Frischkäse, Ziegen- und Schafsmilch, Mungo- und Sojabohnen (gekocht oder gekeimt) und Edelhefe. Weitere Quellen sind Alfalfasprossen, Amarantgetreide, Weizenkeimlinge, Rote Bete, Sellerie, Gurken, Spinat, Löwenzahnblätter, Petersilie, Äpfel, Aprikosen, Birnen, Papaya.

Zu den essentiellen Nährstoffen gehören außerdem die **mehrfach ungesättigten Fettsäuren, Linolsäure,** die in kaltgepreßten Ölen,

Nüssen, Ölsamen, gekeimtem Getreide und Vollkornprodukten vorkommen, und **alpha-Linolensäure**, die in Leinöl, Rapsöl, Sojaöl, Walnüssen und Spinat enthalten ist.

Der Wert unserer Nahrung wird weiter bestimmt durch den Gehalt gesundheitsfördernder Inhaltsstoffe wie Ballaststoffe und sekundäre Pflanzenstoffe. Diese Stoffe haben vielfältige günstige Auswirkungen auf unseren Organismus, sie wurden jedoch lange Zeit in der ernährungswissenschaftlichen Forschung vernachlässigt. Ballaststoffe sind Bestandteile pflanzlicher Lebensmittel, die durch unsere Verdauung nicht abgebaut werden können, die aber eine Vielzahl von gesundheitsfördernden Wirkungen haben. In tierischen Nahrungsmitteln kommen keinerlei Ballaststoffe vor. Die Ballaststoffe **Zellulose** und **Lignin** bewirken auf Grund ihrer Faserstruktur, daß die Nahrung im Mund länger und intensiver gekaut werden muß. Dies führt zu einer größeren Speichelabsonderung und zu einer langsameren Nahrungsaufnahme. Der Speichel mit seiner säurepuffernden Wirkung und die mechanische Beanspruchung beim Kauen ist wichtig für die Zahnerhaltung und die Vorverdauung der Nahrung. Auf Grund der Ballaststoffe bleibt der Speisebrei länger im Magen, was eine längere Sättigungswirkung zur Folge hat.

Im Dünndarm gelangen bei ballaststoffreicher Kost die aufnahmefähigen Substanzen langsamer zur Resorption an die Darmwand. Dies ist von besonderem Vorteil bei der Verdauung von Kohlenhydraten. Der Anstieg der Blutzuckerkurve nach Verzehr ballaststoffreicher Lebensmittel erfolgt langsamer, ohne unerwünscht hohe Blutzuckerspitzen mit nachfolgend hoher Insulinausschüttung.

Freie Gallensäuren im Darm werden von Ballaststoffen gebunden und ausgeschieden. Damit entziehen sie diese der Rückführung zur Leber. Zur Neusynthese von Gallensäuren braucht die Leber Cholesterin, so daß ein eventuell erhöhter Gesamtcholesterinspiegel gesenkt wird. Die Gruppe des unerwünschten Cholesterins wird hierbei stärker vermindert als die des erwünschten HDL-Cholesterins. Mit Bohnen, Haferkleie,

Pektin oder Guarmehl kann durch Bindung und Ausscheidung von Gallensäuren und Phospholipiden der Plasmacholesterinspiegel um 5 bis 18 % gesenkt werden.

Im Dickdarm wird durch das vergrößerte Volumen des Darminhalts ein starker Einfluß auf die Darmfunktionen ausgeübt. So wird die Zeitdauer zwischen Nahrungsaufnahme und Ausscheidung normalisiert, das heißt in der Regel verkürzt. Die Ballaststoffe Lignin, Zellulose und Hemizellulose vergrößern das Volumen hauptsächlich durch unverdauliche Bestandteile, während Pektine aus Obst und Gemüse den Darmbakterien ein gutes Nährsubstrat liefern, wodurch die mikrobielle Zellmasse selbst das Volumen des Stuhls vergrößert. Das Stuhlvolumen kann bis zu 40 % aus Mikroben bestehen. Die Fähigkeit einzelner Bestandteile, viel Wasser zu binden, führt zu einer weichen Konsistenz des Stuhls, zu einer leichteren Ausscheidung und zur Vermeidung von Verstopfung.

All diese Funktionen der Ballaststoffe tragen wesentlich zur Aufrechterhaltung der Dickdarmfunktionen bei. Man hat beobachtet, daß bei ballaststoffarmer Ernährung das Auftreten von Dickdarmkrebs erhöht ist. Die Fähigkeit der Ballaststoffe, Gallensäuren binden zu können, die dadurch nicht mehr durch Bakterien in die möglicherweise cokanzerogenen, sekundären Gallensäuren umgewandelt werden können, kann man als Schutzfunktion der Ballaststoffe ansehen. Der durch die Vergrößerung des Volumens des Stuhls erreichte Verdünnungseffekt verringert den Kontakt möglicherweise schädlicher Substanzen mit der Darmschleimhaut. Durch den Abbau von Ballaststoffen wird im Dickdarm das Wachstum einer gesunden Darmflora günstig beeinflußt und unerwünschte Fäulnisbakterien verdrängt.

Neben dem positiven Einfluß der Ballaststoffe auf den Blutzuckerspiegel, den Cholesterinspiegel, die Stuhlverstopfung und möglicherweise zur Verhinderung von Dickdarmkrebs kann man einen Zusammenhang zwischen einer ballaststoff-

armen Ernährung und folgenden Krankheitsbildern sehen: Karies, Übergewicht und Fettsucht (Adipositas), Magenschleimhautentzündung (Gastritis), sackförmige Wandausstülpungen des Dickdarms (Divertikulose), Hämorrhoiden und Gallenbeschwerden. Eine ballaststoffreiche Ernährung erfüllt alle Ernährungsempfehlungen, da sie eine hohe Nährstoffdichte für Vitamine und Mineralstoffe besitzt. Durch sie wird die Zufuhr an Fetten, besonders an gesättigten Fettsäuren und Cholesterin sowie an isolierten Kohlenhydraten, verringert. Da die Möglichkeit besteht, daß bei einer Umstellung auf ballaststoffreiche Kost Verdauungsprobleme auftreten, sollte eine Umstellung langsam erfolgen.

Die sekundären Pflanzenstoffe

Pflanzen besitzen eine Vielzahl von Inhaltsstoffen, die teilweise, bis auf die Vitamine, noch wenig erforscht sind. In der Pflanze wirken diese Stoffe, die man als sekundäre Pflanzenstoffe bezeichnet, unter anderem als Farbstoffe, als Abwehrstoffe gegen Schädlinge und Krankheiten sowie als Wachstumsregulatoren. Für uns Menschen besitzen sie eine Vielfalt gesundheitsfördernder, aber teilweise auch gesundheitsschädlicher Wirkungen. Durch Erfahrung lernte der Mensch im Laufe seiner Entwicklung, Pflanzen mit gesundheitsschädlicher Wirkung zu vermeiden beziehungsweise Zubereitungsarten anzuwenden, die diese Substanzen zerstören. So kann durch Erhitzen von Hülsenfrüchten das Enzym zerstört werden, das gesundheitsschädliche Blausäure aus unschädlichen Vorstufen freisetzt. Ein anderes Beispiel ist der Stoff Solanin in Kartoffeln, der durch Wegschneiden der grünen Stellen entfernt wird.

Gesundheitsfördernd sind die in grünblättrigem Gemüse und in farbigen Früchten enthaltenen Carotinoide, die in fast allen Pflanzen vorkommenden Phytosterine und Flavonoide, überwiegend in Hülsenfrüchten vorkommende Saponine, in Meerrettich und Senf enthaltene Isothiozyanate (Senföle), das besonders in Knoblauch, aber auch in allen anderen Laucharten enthaltene Allicin, die in allen Kohlarten vorkommenden Indole, die in fast allen Pflanzen enthaltenen Phenolsäuren, weiter Monoterpene, Bitterstoffe, ätherische Öle und Tocotrienole.

Carotinoide kommen reichhaltig in grünblättrigem Gemüse und in vielen farbigen Früchten vor. Sie sind eine Vorstufe zu Vit. A und werden bei Bedarf vom Organismus in Vit. A umgewandelt. In zahlreichen Studien wurde ein Zusammenhang zwischen einer hohen Zufuhr an carotinoidhaltigem Gemüse und einem niedrigen Lungenkrebsrisiko festgestellt, dagegen keiner zwischen Vit. A und Lungenkrebsrisiko. Dies zeigt, daß Carotinoide selbstschützende Substanzen sind, eine gesundheitsfördernde Wirkung haben und nicht erst in Vit. A umgewandelt werden müssen, um zum Beispiel Krebs zu verhindern.

Phytosterine sind ihrem Aufbau nach dem tierischen Cholesterin sehr ähnlich und kommen in fast allen Pflanzen vor. Ihre Wirkung besteht in erster Linie darin, daß sie den Cholesterinspiegel senken. Diese Wirkung kommt zustande, weil sich Phytosterine im Darmtrakt mit Gallensäuren verbinden, so daß diese nicht mehr rückresorbiert und somit ausgeschieden werden können. Für den Aufbau von cholesterinhaltigen Stoffen wie Gallensäure muß der Körper in größerem Maße auf selbsthergestelltes Cholesterin zurückgreifen, was zu einer Senkung des Blutcholesterinspiegels führt. Im Tierversuch zeigen Phytosterine auch krebsverhindernde (antikanzerogene) Wirkungen.

Saponine sind überwiegend in Hülsenfrüchten, in Hafer und in verschiedenen Gemüsen enthalten. Sie wirken wachstumshemmend auf Bakterien und Viren und haben darüber hinaus auch eine entzündungshemmende Wirkung. Außerdem tragen sie zu einer Verringerung des Cholesterinspiegels im Blut bei, da sie wie die Phytosterine die Rückresorption der Gallensäuren verhindern.

Flavonoide befinden sich in fast allen Pflanzen und haben verschiedene gesundheitsfördernde Wirkungen. Neben ihrer antibakteriellen haben verschiedene Flavonoide auch antikanzerogene Wirkungen. In Versuchen konnte nachgewiesen werden, daß Flavonoide Enzyme aktivieren, die Karzinogene (krebserzeugende Stoffe) unwirksam machen können, wenn sie sich gleichzeitig im Magen-Darm-Trakt befinden. Neben ihrem entzündungshemmenden Einfluß wirken Flavonoide beim Menschen wie Östrogene. Ihrem Einfluß auf die Synthese und Stoffwechsel der Geschlechtshormone wird die hemmende Wirkung auf das Wachstum bestimmter Krebsarten zugeschrieben.

Isothiozyanate (Senföle) haben eine Vielfalt von Wirkungen. Sie sind schwefelhaltig und geben zum Beispiel dem Meerrettich, dem Senf oder der Kresse den scharfen Geschmack. Sie wirken stark antimikrobiell und können Entgiftungsenzyme für krebserzeugende Stoffe aktivieren.

Das Allicin, das besonders im Knoblauch vorhanden ist, hemmt selbst noch in einer Verdünnung von 1:125 000 das Wachstum von Bakterien. Andere sekundäre Pflanzenstoffe des Knoblauchs vermindern durch ihre hemmende Wirkung auf die Blutgerinnung das Risiko einer Thrombose. Den organischen Schwefelverbindungen in den Lauchgewächsen werden außerdem antikanzerogene (krebsverhütende) Wirkungen zugesprochen.

Indole, die in allen Kohlarten vorkommen, aber durch Erhitzen teilweise zerstört werden, zeigen nach zahlreichen Studien ebenfalls eine krebsvorbeugende Wirkung.

Phenolsäuren, die in fast allen Pflanzen vorkommen, wirken auch krebsvorbeugend, wobei die in Erdbeeren, Walnüssen und Trau-

ben vorkommende Ellagsäure besonders wirksam ist. Die Gerbsäuren in frischen Erdbeeren besitzen eine starke, gegen Bakterien und Viren gerichtete Wirkung.

Da die Phenole durch Verarbeitung der Pflanzen zerstört und
sie auch im Körper schnell abgebaut werden, ist es wichtig, sie
täglich zu sich zu nehmen zum Schutz gegen die in der Nahrung
ständig vorkommenden Kanzerogene, am besten in Form von
unerhitzter pflanzlicher Rohkost (Frischkost).

Auch die Monoterpene wie das Limonen in Zitrusfrüchten
und Carvon im Kümmel hemmen die Krebsentstehung, indem
sie die Aktivierung von inaktiven Kanzerogenen blockieren oder
die Krebsentstehung unterdrücken, nachdem Kanzerogene be-
reits zu einer Zellschädigung geführt haben.

Weitere sekundäre Pflanzenstoffe sind die Bitterstoffe zum
Beispiel in Chicorée und Artischocke, die den Gallenfluß und die
Verdauung anregen.

Ätherische Öle wirken antibiotisch (zum Beispiel Karotten)
oder verdauungsfördernd (zum Beispiel Fenchel). Tocotrienole,
hauptsächlich im Getreide vorkommend, senken den Cholesterinspiegel. Sekundäre Pflanzenstoffe haben eine Vielzahl von gesundheitsfördernden Wirkungen. So unterdrücken sie zum Beispiel Bakterien und Viren, wirken krebsvorbeugend, entzündungshemmend, verdauungsfördernd, senken den Cholesterinspiegel und regulieren den Blutzuckerspiegel.

Da diese Pflanzenstoffe meist hitzeempfindlich sind, ist unerhitzte pflanzliche Rohkost (Frischkost) für unsere tägliche
Ernährung von großer Wichtigkeit, um die ganze Breite von gesundheitsfördernden Wirkungen dieser Pflanzenstoffe unserem
Organismus zugute kommen zu lassen.

Auskunft über den Wert unserer Nahrung gibt außerdem die
Dichte essentieller Nährstoffe (Nährstoffdichte). Sie stellt das Verhältnis von essentiellen Nährstoffen zu energieliefernden Nährstoffen dar. So haben zum Beispiel Gemüse und Vollkorn im Vergleich zu isolierten Zuckern und Weißmehlprodukten eine wesentlich höhere Dichte essentieller Nährstoffe.

Die Hauptnährstoffe Kohlenhydrate, Fette und Proteine

«Kohlenhydrate» ist ein weitgefaßter Sammelbegriff für viele verschiedene Substanzen. Sie können in drei Gruppen aufgeteilt werden, nämlich in Zucker (Mono- und Disaccharide), Stärke (verdauliche Polysaccharide) sowie Zellulose und Hemizellulose (unverdauliche Polysaccharide, Ballaststoffe). Kohlenhydrate gibt es nicht nur als natürliche Bestandteile von Lebensmitteln, sondern auch als isolierte Produkte, das heißt nicht mehr im natürlichen Verband des ganzen Lebensmittels. Für unsere Ernährung bestehen hierbei große Unterschiede, da bei isolierten Produkten die essentiellen und gesundheitsfördernden Substanzen zum größten Teil abgetrennt sind.

Lebensmittel mit natürlichem Kohlenhydratgehalt:
a) Lebensmittel mit natürlichem Zuckergehalt,
 zum Beispiel Obst, Gemüse, Milch, Honig
b) Lebensmittel mit natürlichem Stärkegehalt,
 zum Beispiel Getreide, Kartoffeln, Hülsenfrüchte, Gemüse
c) Lebensmittel mit natürlichem Gehalt unverdaulicher Ballaststoffe, zum Beispiel Getreide, Gemüse, Obst, Kartoffeln, Hülsenfrüchte

Isolierte Kohlenhydrate:
a) Isolierte Zucker, zum Beispiel isolierte Glucose (Traubenzucker), isolierte Fructose (Fruchtzucker), isolierte Saccharose (Haushaltszucker), isolierte Lactose (Milchzucker)
b) Isolierte Stärke, zum Beispiel Speisestärke, teilweise Auszugsmehle
b) Isolierte unverdauliche Kohlenhydrate (Ballaststoffe)
 zum Beispiel isolierte Zellulose, isoliertes Pektin
Isolierten Kohlenhydraten fehlt jeglicher natürliche Mineralstoffgehalt, den der Körper zur Verdauung von Stärke und Zucker benötigt, sie bilden im Körper Säure, rauben dem Organismus

wichtige Mineralstoffe wie Phosphor, Calcium und Magnesium und sind deshalb für den Organismus belastend. Sie erhöhen die Gefahr von Körperübersäuerung und Mineralstoffmangel. Ebenso wie bei den Kohlenhydraten ist es bei den Proteinen und Fetten gesünder, sie nicht in isolierter und konzentrierter Form aufzunehmen (zum Beispiel Proteinpräparate).

Fette

Da erwiesenermaßen eine hohe Fettaufnahme das Risiko von Herz-Kreislauf-Beschwerden, Übergewicht, Bluthochdruck und auch von Krebs erhöht, wird für eine gesunde Ernährung nicht mehr als 70 bis 80 Gramm Fett pro Tag und Person empfohlen. Diese Menge läßt sich durch Einschränkung oder Vermeidung von tierischen Nahrungsmitteln und fetthaltigen Fertigprodukten erreichen.

Neben der Fettmenge ist auch die Qualität der Fette bedeutend für unsere Gesundheit.

Für den Organismus günstig sind kaltgepreßte, nicht raffinierte Speiseöle (zum Beispiel Olivenöl extra vergine, Sonnenblumenöl, Distelöl, Sesamöl).

Diese kaltgepreßten Öle haben gegenüber heißgepreßten, raffinierten Ölen einen wesentlich höheren Gehalt an wertvollen, gesundheitsfördernden Inhaltsstoffen. Sie sind teurer als heißgepreßte Öle, da die Ausbeute beim Pressen wesentlich geringer ist. Als Streichfette sind Butter und ungehärtete Pflanzenmargarinen mit einem hohen Anteil an ungesättigten Fettsäuren zu empfehlen.

Gute Fettlieferanten sind auch Nüsse, Nußmuse, Ölsamen (Sonnenblumenkerne, Kürbiskerne, Sesam, Leinsamen), allerdings sollten diese nur in mäßigen Mengen verzehrt werden.

Weniger empfehlenswert sind heißgepreßte, extrahierte, raffinierte Fette und Öle und die daraus hergestellten Pflanzenmargarinen, ebenso Fette mit hohem Anteil an langkettigen, gesättigten Fettsäuren, wie Kokosfett und Palmkernfett.

Meiden sollte man gehärtete Margarine und Nuß-(Nougat-)

Creme, da sie keine ungesättigten Fettsäuren enthalten, das in den Ölen enthaltene Vit. E durch die Härtung teilweise zerstört worden ist und sie schwer verdaulich sind.

Das Braten von Lebensmitteln ist vom gesundheitlichen Standpunkt aus weniger empfehlenswert, da die Lebensmittel dabei sehr viel Fett aufnehmen und erhitzte Fette schwer verdaulich sind. Wer aufs Braten nicht verzichten will, sollte dazu ungehärtetes Kokosfett oder Butterschmalz verwenden. Die Pfanne sollte jedoch nie so heiß werden, daß das Fett in der Pfanne zu rauchen beginnt. Kaltgepreßte, unraffinierte Öle sind zum Braten ungeeignet. Die ungesättigten Fettsäuren werden durch die Erhitzung zu Peroxiden umgewandelt, und die in den Ölen enthaltenen Pflanzenstoffe und Proteine werden durch die Hitze zerstört. Daraus können giftige Abbauprodukte entstehen.

Proteine haben verschiedene wichtige Funktionen in unserem Organismus. Man kann sie als Bausteine unseres Körpers bezeichnen (zum Beispiel von Muskeln und Enzymen). Sie befinden sich im Blut und in den Organen. Auch unsere Haut, unsere Haare und Fingernägel bestehen aus Proteinen. Doch es sind nicht die Proteine selbst, die wichtig für unsere Ernährung sind, sondern die Bestandteile der Proteine, die Aminosäuren.

Durch die Verdauung spaltet unser Körper die Proteine in Aminosäuren auf.

Von den 23 Aminosäuren, die unser Körper benötigt, müssen acht Aminosäuren (essentielle Aminosäuren) mit der Nahrung zugeführt werden. Alle anderen können vom Körper aus verschiedenen Stoffen selbst hergestellt werden.

Es ist für den Menschen nicht unbedingt notwendig, tierisches Eiweiß zu sich zu nehmen, da auch die pflanzlichen Lebensmittel die acht essentiellen Aminosäuren enthalten, allerdings in unterschiedlichen Mengen. Pflanzliche Lebensmittel haben im allgemeinen einen geringeren Gehalt an essentiellen Aminosäuren als tierische Lebensmittel, erreichen oder übertreffen diese jedoch in einigen Fällen (zum Beispiel Bohnen, Süßlupinen).

Alle Aminosäuren werden in unserem Körper in der Leber und in den Zellen gespeichert. Dieser ständig verfügbare Vorrat an Aminosäuren wird auch als «Aminosäuren-Pool» bezeichnet. Dieser Vorrat an Aminosäuren macht den zeitweisen Verzicht auf eiweißhaltige Nahrung möglich, ohne daß es zu einem Eiweißmangel kommt.

Es ist deshalb auch nicht nötig, zu jeder Mahlzeit Protein mit allen zum Aufbau menschlichen Proteins nötigen Aminosäuren aufzunehmen. Ein eventueller Mangel bestimmter essentieller Aminosäuren in einem bestimmten Lebensmittel wird durch das Vorkommen in einem anderen ausgeglichen, das im Laufe von Tagen oder Wochen aufgenommen wird.

Folgende Lebensmittel enthalten alle acht essentiellen Aminosäuren:
Süßlupinen und der daraus hergestellte Lupinentofu, Tomaten, Auberginen, Grünkohl, Rosenkohl, Weißkraut, Blumenkohl, Karotten, Bananen, Mais, Kartoffeln, Erbsen, Bohnen, Linsen, Süßkartoffeln, Gurken, außerdem alle Nüsse, Sonnenblumenkerne, Sesamkerne, Erdnüsse. Die anderen pflanzlichen Lebensmittel enthalten die meisten der acht essentiellen Aminosäuren.

Die Versorgung mit Protein ist zwar bei Vegetariern deutlich geringer als bei Mischköstlern, die meist eine überhöhte Zufuhr haben, aber immer noch mehr als ausreichend.

Die folgende Tabelle zeigt, daß auch pflanzliche Lebensmittel einen hohen Anteil an Proteinen aufweisen.

Lebensmittel	Proteingehalt
Süßlupinen	40 %
Linsen	23 %
Weiße Bohnen	22 %
Kichererbsen	20 %
Sojabohnen	37 %
Erbsen	23 %
Spirulina	65 %
Sonnenblumenkerne	27 %
Sesam	20 %
Leinsamen	24 %
Weizenkeime	32 %
Walnüsse	15 %
Mandeln	18 %
Haselnüsse	14 %
Dinkel	12 %
Hafer	13 %
Hirse	11 %
Weizen	11 %
Gerste	11 %
Amarant	16 %
Erdnüsse	26 %

Vegetarische Ernährung

Vegetarische Ernährung ist in physischer, ethischer, spiritueller, ökonomischer und ökologischer Hinsicht für uns Menschen am vorteilhaftesten.

Zahlreiche Studien haben ergeben, daß Vegetarier im Durchschnitt gesünder sind, länger leben als Fleischesser und weniger häufig und viel später im Leben, wenn überhaupt, an chronischen Krankheiten leiden. Sie haben ein geringeres Körpergewicht, leiden seltener an Bluthochdruck, ihre Blutfettwerte sind besser, erhöhte Harnsäurewerte und Gicht kommen seltener vor. Das Risiko, an Herz-Kreislauf-Erkrankungen zu leiden, ist für Vegetarier gering. Auch eine geringere Krebshäufigkeit bei denen, die sich vegetarisch ernähren, ist durch Studien in Heidelberg, Berlin und Gießen belegt.

Die moderne Wissenschaft kommt damit heute zu denselben Erkenntnissen, die schon Weisen und Mystikern seit undenklichen Zeiten bekannt waren, die eine vegetarische Ernährung für die beste Ernährung hielten.

Eine Untersuchung verschiedener religiöser und mystischer Überlieferungen zeigt, daß alle eine vegetarische Kost empfahlen oder sogar forderten. So waren zum Beispiel Pythagoras und seine Schüler strenge Vegetarier. Der griechische Weise lehrte seine Schüler: «Freunde, entweiht euren Körper nicht durch unreine Nahrung. Wir haben genug Getreide und Bäume voller Obst. Wir haben köstliche Gemüse und Wurzeln, auch an Milch und Honig mangelt es uns nicht. Unsere Erde trägt reine und unschädliche Nahrung in Fülle, und es ist unnötig, etwas zu sich zu nehmen, wofür Blut vergossen und unschuldiges Leben geopfert werden muß.»

Hier kommt der ethische Aspekt zum Ausdruck, der auch in vielen antiken Mysterienkulten sehr betont wurde. So war zum Beispiel im orphischen Kult und bei den Essenern die vegetarische Ernährung Voraussetzung für die Einweihung. Auch in der Bibel finden wir Hinweise, daß Gott einen Menschen wollte, der sich vegetarisch ernährt. In der Genesis sagt er: «Ich habe euch allerlei grünes Kraut gegeben, das Samen trägt auf der Erde, und Bäume, die Samen und Früchte tragen, ein jeder nach seiner Art. Dies gebe ich euch als Speise.» (Mos. 1, 29) Auch für den, der die Zehn Gebote achtet und sich nach dem Gebot «Du sollst nicht töten» richtet, kommt der Verzehr von Fleisch, Fisch und Geflügel nicht in Frage.

Das karmische Gesetz von Ursache und Wirkung gilt auch im Bereich der Ernährung. Da wir ohne Nahrung jedoch nicht auskommen, raten uns die Weisen und Mystiker, eine Ernährung zu wählen, die den geringsten Schmerz und damit das geringste Karma verursacht.

Um unsere spirituelle Entwicklung zu fördern, wozu Liebe, Mitgefühl und Gewaltlosigkeit gehören, müssen wir die vegetarische Lebensweise wählen, da hiermit am wenigsten Leben zerstört wird. Wie können wir die Tiere, Lebewesen wie wir, mit Angst- und Schmerzempfinden töten, um sie zu essen?

Leo Tolstoi schreibt: «Dadurch, daß er Tiere schlachtet, unterdrückt der Mensch unnötigerweise die höchst spirituelle Qualität in sich, nämlich die Fähigkeit zu Mitleid und Erbarmen mit anderen Lebewesen wie mit sich selbst. Und indem er seine eigenen Gefühle verletzt, wird er grausam.»

Wirtschaftlich und ökologisch gesehen ist die vegetarische Ernährung ebenfalls am zweckmäßigsten. Man braucht etwa zehnmal mehr Fläche an Land, um eine bestimmte Menge tierisches Eiweiß zu erzeugen, als wenn man die gleiche Menge an pflanzlichem Eiweiß gewinnen will.

Bei der Fleischerzeugung muß ein Tier etwa 7 bis 10 Kilogramm Getreide fressen, um ein Kilogramm Fleisch zu erzeugen. Dies ist eine große Verschwendung, besonders wenn wir bedenken, daß viel Fleisch und Futtermittel aus ärmeren Ländern in die reichen Industrieländer exportiert werden und den Exportländern, meist Länder der sogenannten dritten Welt, oft ausreichend Nahrungsmittel für die eigene Bevölkerung fehlen.

Für die Fleischerzeugung werden in diesen Ländern riesige Waldflächen gerodet, um für das Vieh Weiden zu bekommen, die in absehbarer Zeit zur Steppe oder Wüste werden. Dieses Vorgehen hat zur Folge, daß zahlreiche Arten von Tieren aussterben. Auch rechnen Wissenschaftler mit weltweiten Klimaveränderungen und unabsehbaren Folgen.

Vegetarische Ernährung bietet also in mehrerer Hinsicht eindeutig Vorteile. Rohkost hat dabei eine besondere Heilwirkung. In Indien ordnet man die Nahrung entsprechend ihrer Wirkung drei Hauptgruppen zu:

Reine (satvik) Nahrung, stimulierende (rajsik) Nahrung und trägemachende oder **abstumpfende (tansik) Nahrung.** Zur reinen Nahrung gehören Gemüse, Getreide, Bohnen und andere Hülsenfrüchte, Obst und Nüsse sowie Milch, Butter und Käse. Hierzu muß bemerkt werden, daß in Indien der Käse kurz vor dem Essen frisch zubereitet wird und Milch nicht in großen Mengen zur Verfügung steht.

Diese Lebensmittel bewirken Heiterkeit und Ausgeglichenheit. Man sagt, sie halten Verstand und Herz von Unreinheiten frei. Zur stimulierenden Nahrung gehören Pfeffer, scharfe Gewürze, Spezereien, Saures und Bitteres. Dieser Nahrungstyp stimuliert und regt die Sinne an. Zur abstumpfenden Nahrung gehören zu alt gewordene Speisen, Fleisch, Fisch, Geflügel, Eier und alkoholische Getränke. Diese Nahrung macht träge und schwer.

Pflanzliche Lebensmittel haben das günstigste Verhältnis von essentiellen Nährstoffen zur Nahrungsenergie. Gesundheitsfördernde Inhaltsstoffe (siehe: Ballaststoffe, sekundäre Pflanzenstoffe) befinden sich ausschließlich in pflanzlichen Lebensmitteln. Eine hohe Aufnahme dieser für die Gesunderhaltung wichtigen Stoffe kann nur mit einer pflanzlichen, möglichst gering verarbeiteten Kost erreicht werden.

Die Versorgung für Vegetarier mit den oft als kritisch angesehenen Nährstoffen ist in der Regel kein Problem. Die Proteinaufnahme ist zwar niedriger als bei Mischköstlern, aber dennoch mehr als ausreichend.

Calcium wird zwar meist weniger, aber in ausreichender Menge zugeführt, weil der Bedarf geringer ist, da durch eine niedrigere Proteinzufuhr weniger Calcium ausgeschieden wird. Eisen wird meist in ausreichender Menge zugeführt, zwar etwas weniger als in den Empfehlungen angegeben, aber in einer Menge, die zu günstigen Konzentrationen im Blut führt. Die Versorgung mit Vit. B_{12} liegt unter den Empfehlungen, trotzdem sind in der Regel keinerlei Mangelerscheinungen festzustellen.

Es muß betont werden, daß eine vegetarische Ernährung mehr ist als nur eine Ernährung mit den Lebensmitteln, die bei der «Normalkost» oder «gutbürgerlichen Küche» als Beilagen verwendet werden. Dinkel, Hirse, Buchweizen, Sesamsaat, Alfalfasprossen, Sprossen von Sojabohnen und anderen Hülsenfrüchten, von Kresse und Senfsamen, gekeimte Mandeln, Sonnenblumenkerne und Kürbiskerne, gekeimte Linsen und Kichererbsen, gekeimter Weizen und Dinkel, Kürbis, Topinambur, Tofu, Seitan, Tamari, Shoju, Lupino, Miso und vieles mehr erweitern die Möglichkeiten der vegetarischen Küche und verhindern mögliche Eiweiß-, Mineral- oder Vitaminmängel.

Viele große Denker, geistige Führer, Schriftsteller und andere Künstler waren oder sind Vegetarier: Buddha, Jesus, Pythagoras, Plato, Sokrates, Ovid, Seneca, Plutarch, Swedenborg, Leo Tolstoi, Jean-Jacques Rousseau, Voltaire, John Milton, George Bernhard

Shaw, Richard Wagner, Francis Bacon, Leon Russel, Leonardo da Vinci, Albert Schweitzer, Mahatma Gandhi, Rudolf Steiner, Wilhelm Busch, Albert Einstein, Christian Morgenstern, Franz Kafka, Isaac Bashevis Singer, Reinhard Mey, Bryan Adams, Volker Elis Pilgrim, Franz Alt, Rudolf Bahro, Eugen Drewermann, O.W. Fischer, Barbara Rütting, Paul und Linda McCartney, Whitney Houston, Prince, Michael Jackson, Martin Gore und viele andere.

Rohkost – natürliche Ernährung

Alle Ernährungsfachleute sind sich in dem einen Punkt einig, daß Lebensmittel möglichst naturbelassen sein sollten. Popp bewies mit seiner Lichtanalyse die höchste Lichtspeicherfähigkeit frischer, unbelasteter, naturbelassener Lebensmittel. Welcher Schluß liegt näher, als Rohkost aus möglichst frischen und unbelasteten Lebensmitteln für unsere wertvollste Nahrung zu halten. Anschließend ein paar Fakten, die den höheren gesundheitlichen Wert von Frischkost noch einleuchtender machen.

Durch Hitzeeinwirkung auf Eiweiß können erhebliche Veränderungen in seiner Zusammensetzung entstehen. Es kann zu Bindungen der Aminosäuren mit anderen Inhaltsstoffen kommen, so daß die Aminosäuren dem Organismus nicht mehr voll zur Verfügung stehen. Ein Beispiel ist die «Maillard-Reaktion», bei der Kohlenhydrate besonders mit der begrenzt vorkommenden Aminosäure Lysin reagiert. Beim Kochen oder Backen gerinnen die Eiweißkörper und verlieren ihre Lebensfähigkeit. Geronnenes Eiweiß wird von der Pepsin-Säuremischung im Magen meist nur unvollständig aufgelöst und gespalten, was die Verdauung verzögert.

Die Stärkekörper im Getreide und in den Wurzeln und Wurzelknollen werden durch die Hitze gesprengt und in eine klebrige Substanz verwandelt. Dieser wasserlösliche Kleister beeinträchtigt die Verdauungsvorgänge und den Stoffwechsel in den feinen Haargefäßen der Blutbahnen.

Mit den Mineralstoffen gehen beim Kochen und Backen gravierende Veränderungen vor sich (nach W. Sommer). Sie verhärten sich oder fallen aus ihren natürlich gewachsenen, organischen Verbindungen aus. Sie gehen Verbindungen mit anderen freiwerdenden Stoffen ein und bilden sich um in schwerlösliche, im Körper unbrauchbare Mineralsalze.

Die organische Zusammensetzung des natürlichen Frucht- und Traubenzuckers aus Obst und des Invertzuckers aus Gemüse und Wurzelgemüse wird in der Hitze des Kochens vernichtet. Der Zucker wird dadurch fest und ist nicht mehr so leicht verdaulich, wie in seinem natürlichen gewachsenen Aufbau. Er wird für den Organismus belastend. Die Verdauung wird dadurch ebenfalls verzögert, und der Nahrungsbrei geht leicht in Gärung über.

Da Enzyme (sekundäre Pflanzenstoffe) und Vitamine, die im Stoffwechsel eine wichtige Rolle spielen, meist hitzeempfindlich sind, beeinträchtigt Kochen den Wert unserer Nahrung. Die Enzyme roher Lebensmittel unterstützen die Verdauungsenzyme des Magens, im Darm wirken sie günstig auf die Darmflora, indem sie fäulniserregende Bakterien hemmen. Erhitzte Fette sind sehr schwer verdaulich und können schwere Gesundheitsstörungen hervorrufen.

Ein interessanter Gesichtspunkt ist auch die Vermehrung der weißen Blutkörperchen nach dem Verzehr von gekochter Nahrung, Leukozytose genannt. Als Wissenschaftler dies entdeckten, glaubte man, es sei normal, da es bei jedem aufzutreten schien. Der russische Forscher Koutschakov fand jedoch heraus, daß natürliche, ungekochte Lebensmittel keine Leukozytose hervorrufen. Das heißt: Kochen allein war die Ursache.

Da die weißen Blutkörperchen den Verteidigungsorganismus des Blutes gegen Infektionen und Vergiftungen bilden, sehen wir, daß der Körper auf gekochte Nahrungsmittel so reagiert, wie auf einen krankhaften Zustand oder eine Vergiftung und die Leukozyten sich dabei bis aufs Doppelte des Normalwertes erhöhen. Koutschakov, der übrigens kein Vegetarier war, bewies, daß zur Vermeidung von Leukozytose Fleisch eigentlich roh gegessen werden müßte. Gekochtes, geräuchertes oder gepökeltes Fleisch ruft die heftigste Reaktion hervor, vergleichbar einer Leukozytose bei einer schweren Vergiftung. Koutschakov stellte fest, daß bei Nahrung, die nur zu einem geringen Teil aus gekochten Lebensmitteln besteht, keine Erhöhung der weißen Blutkörperchen zu beobachten ist. Das erklärt, warum bei akuten und chronischen Krankheiten bei einer Ernährung mit ungekochtem Obst und Gemüse schneller eine Besserung eintritt als bei Normalkost. Die Belastung wird vermindert, und Giftstoffe können bekämpft werden.

Warum machen wir uns das Leben nicht einfacher und essen die Nahrung nicht so, wie die Natur sie uns schenkt? Warum wenden wir so viel Zeit und Energie auf, den Wert unserer Nahrung durch Kochen, Backen, Braten zu mindern?

«Natürlich weil es gut schmeckt», werden viele sagen, und manche meinen: «Gesund ist, was gut schmeckt.» Doch dieser Grundsatz gilt leider nur für jene Nahrung, die völlig naturbelassen ist. Zu leicht kann unser Instinkt und unser Geschmackssinn durch starke Gewürze und Aromen getäuscht werden.

Durch Kochen und Würzen bereiten wir oft Nahrung zu, die wir in ihrer ursprünglichen Form zurückweisen würden. Durch gekochte Nahrung haben wir unseren Instinkt bei der Ernährung als einen wichtigen Berater und Beschützer in unserem Leben verloren.

So genießen wir oft, was uns letztlich schadet. Es ist aber nicht nur der Geschmack, der uns zum Kochen der Nahrung verleitet. In der kalten Jahreszeit haben wir oft das Verlangen nach warmen Mahlzeiten. Die schonendste Zubereitungsmethode hierfür ist das kurze Anbraten oder Andünsten von kleingeschnittenem Gemüse in der Pfanne oder im Wok, so wie die Chinesen dies tun. Auf keinen Fall sollte das Gemüse in Wasser weich gekocht werden, da dabei die Verluste an Mineralien, Vitaminen und Enzymen am größten sind.

Mit der Rückkehr zur naturbelassenen Nahrung kommt auch unser Instinkt zurück, der uns sagt, was gut für unseren Körper ist.

Die Gefahr, sich zu überessen, besteht bei naturbelassener Nahrung im Gegensatz zu gekochten und stark gewürzten Speisen kaum, da rechtzeitig ein Sättigungsgefühl eintritt. Das ständig zunehmende körperliche, geistige und seelische Wohlbefinden wird uns belohnen und uns weiteren Antrieb geben, uns umzustellen.

Die Kernaussage von Prof. Kollath: «Laßt unsere Nahrung so natürlich wie möglich», bedeutet, daß Lebensmittel nur dann verarbeitet werden sollten, wenn das zur besseren Verträglichkeit notwendig ist, oder um toxische Inhaltsstoffe zu zerstören. So müssen Kartoffeln erhitzt werden, damit die Stärke verdaulich wird, und Hülsenfrüchte, um giftige Inhaltsstoffe unschädlich zu machen.

Als Zusammenfassung kann man sagen, daß mit großer Hitze behandelte Speisen während der Verdauungsvorgänge nicht mehr richtig verarbeitet werden können, da sie in ihren Bestandteilen stark verändert wurden. Es fehlen ihnen wichtige Enzyme, Vitamine und sekundäre Pflanzenstoffe. Minerale sind aus ihren organischen Verbindungen gelöst und können deshalb vom Körper nicht aufgenommen werden.

Außerdem wird durch weichgekochte Nahrung den Zähnen die Arbeit abgenommen. Dadurch fehlt die Anregung für den Speichelfluß und auch die Anregung zur Absonderung der Magensäfte, die für eine richtige Verdauung notwendig sind.

Tagesrhythmen des Körpers

Rhythmen sind ein wesentliches Element unseres Lebens. Jede Körperfunktion läuft in einem bestimmten Rhythmus ab. In jedem von uns schwingt eine Vielzahl von Rhythmen zur gleichen Zeit, und unser Wohlbefinden steht in engem Zusammenhang mit ihnen. Angefangen mit dem Rhythmus bestimmter, in Hundertstel-, ja sogar in Tausendstelsekunden periodisch arbeitender Nervenzellen, spannt sich der Bogen der «Polyrhythmen» über die Vibrationen der Muskelzellen in Zehntelsekunden-Frequenzen, den Sekundenrhythmus des schlagenden Herzens, den der rhythmischen Atmung, den der in 30-Sekunden-Abständen arbeitenden Darmmuskeln und den von Körperfunktionen, die in Stundenintervallen ablaufen, bis hin zum Tages-, Wochen-, Monats- und Jahresrhythmus.

In diese großen Rhythmen können wir bewußt eingreifen und unseren Lebensstil so einrichten, daß wir nicht gegen den Rhythmus unseres Körpers arbeiten.

Die Wissenschaft weiß heute, daß – wie Wachen und Schlafen – auch die Drüsen- und Stoffwechselfunktionen nach einem Rhythmus geordnet sind und daß die Konzentration von Mineralien im Blut rhythmischen Schwankungen unterliegt.

Für unsere Gesundheit und Leistungsfähigkeit ist es wichtig, daß der Ausgleich zwischen Regeneration und Kraftentfaltung, im Rahmen des biologischen Rhythmus, nicht gestört wird. Je mehr Höchstleistungen wir erbringen wollen oder müssen und je mehr wir durch unsere Umwelt belastet sind, desto mehr muß unsere Ernährung und Lebensweise den biologischen Rhythmen angepaßt sein und desto mehr müssen wir auf die Regenerationsfähigkeit unseres Körpers achten, um nicht frühzeitigen Verbrauchserscheinungen zu unterliegen.

Nahrungsmittel können eine stark stoffwechselaktivierende Wirkung haben, was zu Schlaf- und Regenerationsstörungen führen kann. So begünstigt eine Mahlzeit aus Getreide und Gemüse am Abend (nicht später als 20 Uhr) die Regeneration, und das Schlafbedürfnis wird reduziert. Dagegen nimmt mit zunehmender Menge an tierischem Eiweiß, das abends gegessen wird, das Schlafbedürfnis entsprechend zu, das heißt, die Regenerationsphase nachts ist gestört.

Stoffwechselanregende Substanzen wie tierisches Eiweiß, Kaffee, schwarzer Tee, Alkohol hemmen bei vielen Menschen, deren Stoffwechsel leicht anregbar ist, die Regeneration und sind im biologischen Rhythmus, vor allem abends, nicht sinnvoll. Auch Streß hemmt durch seine aktivierende Wirkung die Regeneration und sollte vermieden werden. Um nicht nutzlos Regulationskräfte zu vergeuden, sollten wir uns weitgehend der zeitlichen Ordnung im Ablauf unserer Lebensvorgänge anpassen.

Im Tagesrhythmus gibt es nicht nur den sichtbaren Wechsel zwischen Wach- und Schlafzustand, sondern auch einen meßbaren rhythmischen Wechsel von Wärmebildung und Wärmeabgabe des Körpers.

Von zirka 3 Uhr früh bis 15 Uhr spricht man von der Aufheizungsphase, da die Temperatur im Körperinneren ansteigt. In dieser Zeit verringert unser Körper die Wärmeabgabe nach außen, die Hauttemperatur ist deshalb niedrig. Der Stoffwechsel ist in dieser Phase erhöht, es wird mehr Nahrung verbrannt, die Nahrung wird besser verwertet. Stoffwechselanregende, eiweißhaltige Nahrung wie Milchprodukte, Hülsenfrüchte, Tofu (Sojakäse) kommen in diesem Zeitraum dem Körperrhythmus entgegen. Ab 15 Uhr bis 3 Uhr früh wird die Wärme nach außen abgegeben, man spricht von der Entwärmungsphase. Die Hauttemperatur steigt an, der Stoffwechsel der Zellen wird verringert. In dieser Zeit aufgenommene Nahrung wird nicht mehr so gut verbrannt, es wird mehr in Depots gelagert als am Vormittag. Das heißt, man setzt leichter Fett an, je weiter die Hauptmahlzeiten auf den Abend hin verlagert werden!

Wer mit Übergewicht zu kämpfen hat, sollte nach 15 Uhr keine kalorienreichen Mahlzeiten und besonders kein Eiweiß mehr zu sich nehmen, da der Grundumsatz während der Entwärmungsphase verringert ist.

Dieser Tagesrhythmus von Aufheizung und Entwärmung ist bei allen Menschen gleich. Unterschiedlich ist die Anpassungsfähigkeit an erzwungene Veränderungen, die diesem Rhythmus zuwiderlaufen.

Der sogenannte «Abendmensch» kann sich gut umstellen, während der «Morgenmensch» Schwierigkeiten hat, sich zum Beispiel auf Nachtdienstbedingungen anzupassen. Er kann den Tag nicht so gut zur Erholung nutzen wie der «Abendmensch».

Weiterhin gibt es im Tagesrhythmus bestimmte Zeiten für die Nahrungsaufnahme, Zeiten für die Nahrungsverwertung und Zeiten für die Ausscheidung von Schlacken und Nahrungsresten. Gemäß der «Natürlichen Gesundheitslehre», die sich auf Arbeiten des schwedischen Wissenschaftlers Are Waerland, auf T.C. Fry von der amerikanischen Akademie für Gesundheitswissenschaften, auf Gay Gaer-Luce's über den Biorhythmus und auf Arbeiten anderer Wissenschaftler stützt, gibt es **drei natürliche Körperzyklen** während der 24 Stunden des Tages, die den Körperfunktionen **Nahrungsaufnahme, -ausnutzung** und -**ausscheidung** entsprechen.

Obwohl jede dieser drei Funktionen in einem gewissen Ausmaß immer abläuft, so hat doch jede Funktion während bestimmter Stunden des Tages ihre Hauptzeit:

– von 12.00 bis abends 20.00 Uhr Nahrungsaufnahme (Essen und Aufschließen),

- von 20.00 bis morgens 4.00 Uhr Ausnutzung (Absorption in die inneren Organe und Verwertung),
- von 4.00 bis mittags 12.00 Uhr Ausscheidung (von Schlacken und Nahrungsresten).

Besonderes Augenmerk sollten wir der Ausscheidungsphase des Körpers schenken und sie durch regelmäßigen Verzehr von ausreichend Nahrung mit hohem Wassergehalt unterstützen, denn von der reibungslosen «Müllbeseitigung» hängt entscheidend unsere Gesundheit und unser Wohlbefinden ab.

Viele Menschen behindern aus Unkenntnis dieser Körperrhythmen die Ausscheidung von Schlacken, indem sie während der Ausscheidungsphase, das heißt am Morgen, konzentrierte, schwerverdauliche Nahrung zu sich nehmen und der Körper seine Energien zur Verdauungsarbeit einsetzen muß, anstatt zur Entgiftung und Ausscheidung. Was nicht ausgeschieden werden kann, muß also einstweilen irgendwo deponiert werden.

Besteht nun unsere Nahrung aus überwiegend denaturierten, säurebildenden Nahrungsmitteln, so sammelt unser Körper auf zweierlei Weise Giftstoffe an. Erstens wird das Blut durch den normalen Stoffwechsel mit Schlacken aus dem Abbau alter, verbrauchter Zellen belastet. Diese Abbauprodukte sind für den Körper giftig und müssen so schnell wie möglich aus unserem Organismus ausgeschieden werden, was über den Darm, die Blase, die Lunge und über die Haut geschieht. Zweitens belasten wir unseren Körper durch Nebenprodukte der Nahrung, die nicht richtig verdaut und nicht richtig in die Zellstruktur eingebaut werden können.

Behindern wir die Ausscheidungsphase unseres Körpers, so entsteht ein Überschuß an Abfallprodukten. Da diese Abfallprodukte saurer Natur sind, das heißt überwiegend aus Säuren bestehen, hält der Organismus Wasser zurück, um die Säuren zu neutralisieren. Damit besteht die Gefahr, daß der Körper aufgeschwemmt wird, und Übergewicht entsteht.

Während der Ausscheidungsphase sollte reichlich Flüssigkeit, am besten schwache Kräutertees oder mineralarmes Wasser, getrunken werden, um die Ausscheidung zu unterstützen. Reifes frisches Obst ist ebenso sehr vorteilhaft für die Ausscheidung von Säuren und Stoffwechselschlacken, da sie leicht verdaulich sind und dem Organismus neben dem nötigen Wasser viele wichtige Minerale, Vitamine und Enzyme liefern.

Ein Leben in Harmonie mit den Rhythmen des Körpers verhindert frühzeitige Alterung und körperlichen Verfall, indem es einen reibungslosen Fluß biologischer Information erlaubt. Ein Leben im Widerspruch zu den Körperrhythmen begünstigt die Verschleißerscheinungen und den Verfall unseres Körpers und führt zu Unordnung und Krankheit. Am Wohlgefühl des eigenen Körpers können wir am besten ablesen, ob wir in Einklang mit unserer Umwelt und den Rhythmen der Natur stehen.

Lebensmittel-kombinationen

Der amerikanische Arzt Dr. Howard Hay, der an einer als unheilbar geltenden Krankheit, der «Brightschen Nierenkrankheit», litt, heilte seine Erkrankung, indem er seine Nahrung auf die «chemischen Naturgesetze» umstellte. Seiner Meinung nach liegen die Gründe, die zu einer Erkrankung führen, zum großen Teil in der falschen Zusammensetzung der Nahrung.

Die Begründung dieser These liefert die Tatsache, daß zur Stärkeverdauung unter anderem das im Speichel enthaltene Ferment Ptyalin benötigt wird. Ptyalin kann aber nur in einem basischen Milieu zur Wirkung kommen. Essen wir nun stärkehaltige Nahrungsmittel wie Brot, Getreide oder Kartoffeln zusammen mit sauren Nahrungsmitteln wie zum Beispiel sauren Früchten, in Essig eingelegte oder milchsaure Nahrungsmittel, ist die alkalische Vorbedingung, von der das Ptyalin abhängig ist, beseitigt; es kann nicht mehr wirksam werden, und die Stärke kommt unverdaut in den Magen. Dort kann sie, da sie nicht durch Ptyalin vorverdaut wurde, nicht weiter zerlegt werden, kommt also unverdaut in den Dünndarm, in dem es auch kein geeignetes Ferment gibt, die Stärke umzuwandeln. Der stärkehaltige Nahrungsbrei bleibt so länger als nötig im Darm liegen und beginnt zu gären.

Die Eiweißverdauung ist von der Wirkung des Ferments Pepsin im Magensaft abhängig. Dieses Ferment wirkt aber nur in Säure. Essen wir nun Kohlenhydrate, die Basen zu ihrer Verdauung brauchen, und Eiweiß, das Säure zu seiner Aufspaltung benötigt, kann keines von beiden richtig verdaut werden, da der Körper nicht gleichzeitig Säuren und Basen zur Verdauung bereitstellen kann.

Das zur Verdauung von Stärke notwendige Ptyalin wird durch den sauren Magensaft zerstört, die Stärke kann nicht weiter verdaut werden, aber auch das zur Verdauung des Proteins nötige Pepsin wird durch die basische Stärke an seiner Arbeit gehindert. Die Nahrung bleibt dadurch unverdaut oder schlecht verdaut unnötig lange (statt 3 bis 4 Stunden bis zu 8 Stunden) im Magen liegen und braucht dann noch einmal bis zu 24 Stunden auf dem Weg durch Dünn- und Dickdarm und geht währenddessen in Gärung und Fäulnis über. Fäulnisbakterien vermehren sich, und es entstehen Gase und Fuselalkohole, die vom Blut aufgenommen werden und den Organismus vergiften. Sodbrennen, Aufstoßen und Blähungen sind die Folge. Nach einer solchen Mahlzeit fühlt man sich schwer und müde, das Essen liegt wie ein Stein im Magen. Die Belastung des Organismus ist groß, die Ausnutzung der Nährstoffe gering.

Beispiele zu dieser sehr schwer verdaulichen Nahrungskombination sind: die beliebte Pizza (Teig und Käse), Käsebrot, Wurst- und Schinkenbrot, Fischsemmel, Hamburger, mit Käse überbackene Kartoffeln, Fleisch mit Knödeln. Fast alle Gerichte der sogenannten gutbürgerlichen Küche haben diese ungünstige Zusammenstellung.

Seit über 100 Jahren gibt es in den USA die ganzheitliche Gesundheitsbewegung, genannt NATURAL HYGIENE. Im Rahmen dieser Gesundheitsfürsorge machen zahlreiche Ärzte und andere Wissenschaftler auf Grund umfassender Untersuchungen genaue Angaben, welche Lebensmittel am besten zusammenpassen und welche nicht kombiniert werden sollten. Diese Angaben decken sich im groben mit denen von Dr. Hay, die er mit seinen Regeln zur Trennkost gibt.

1. Obst sollte nur alleine gegessen werden. Da es den Magen schon nach 10 bis 30 Minuten verläßt, würde jede Kombination die Verdauung behindern. Obst, das zu lange in Magen und Darm liegt, geht in Gärung über. Es entstehen Fuselalkohole, die den Organismus belasten, ganz zu schweigen von den unangenehmen Blähungen.

2. Konzentrierte eiweißhaltige Lebensmittel wie Fleisch, Fisch, Eier, Käse sollten nicht mit konzentriert stärkehaltigen Lebensmitteln wie Brot, Nudeln und anderen Getreideprodukten oder Kartoffeln zusammen gegessen werden, da sie sonst, wie oben schon beschrieben, schwer verdaut werden können.

3. In einer Mahlzeit sollten weder verschiedene kohlenhydrathaltige Lebensmittel noch verschiedene eiweißhaltige Lebensmittel zusammen gegessen werden. Das heißt, beispielsweise nicht Brot und Kartoffeln zusammen oder Schinken und Käse. Je mehr Nahrungsmittel ein Gericht enthält, desto schwieriger wird die Verdauungsarbeit und desto mehr Energie wird dafür benötigt.

Jede Mahlzeit sollte entweder eine Kombination mit Kohlenhydraten oder eine mit Protein sein. Beispiele für günstige Zusammenstellungen sind: Käse paßt gut zu Salat oder Gemüse, Kartoffeln oder ein Getreidegericht zu Gemüse oder Salat (kein saures Dressing!).

4. Stärkehaltige Lebensmittel (Brot, Getreideprodukte, Kartoffeln) sollten nicht mit Saurem kombiniert werden. Also keine Salatsoßen, die Essig oder Zitrone enthalten. Die Säure würde das basische Milieu im Speichel zerstören, das das Ferment Ptyalin zur Kohlenhydratverdauung braucht. Ebenso ungünstig sind Kombinationen von Stärke und Zucker. Der Speichel stellt sich auf den Zucker ein und stellt kein Ptyalin zur Verfügung.

5. Schwer verdaulich sind alle Hülsenfrüchte wie Linsen, alle Arten von Bohnen, Erbsen. Ausgenommen sind grüne Bohnen und frische Erbsen.

«Jedes Böhnchen ein Tönchen.» Dieser Spruch besagt, daß Bohnen, mit anderer Nahrung kombiniert, oft in Gärung übergehen und man mit Blähungen zu rechnen hat. Verhältnismäßig gut mit Bohnen zu kombinieren sind Pilze.

Man könnte Hülsenfrüchte als eine natürliche Fehlkombination bezeichnen, da sie sowohl viel Protein als auch Stärke enthalten. Für sich alleine gegessen, machen sie in der Regel jedoch keine Probleme. Viel leichter verdaulich werden sie, wenn sie angekeimt werden. Dies gilt auch für alle anderen Samen wie auch für Nüsse und Getreide. In gekeimtem Zustand erhöht sich der Vitamin- und Enzymgehalt der Samen um ein Vielfaches im Vergleich zum ungekeimten Zustand, und sie werden wesentlich leichter verdaulich.

6. Da Nüsse und Samen in der Regel schwer verdaulich sind, sollten sie nur in geringen Mengen und möglichst gekeimt verzehrt werden.

Was paßt gut oder weniger gut zusammen?

(A) verträgt sich gut mit (B) oder (C) oder (D), (E), (F), (G)
(B) verträgt sich mit (C) oder (D) oder (G)
(C) verträgt sich schlecht mit (D), (E), (F) und (G)
(D) verträgt sich schlecht mit (E), (F), (G)
(E) verträgt sich schlecht mit (F) und (G)
(F) verträgt sich schlecht mit (G)

(A) Gemüse, Salate und Sprossen
(B) kaltgepreßten Ölen und Fetten, Butter, süßer und saurer Sahne
(C) Fleisch, Wurst, Käse, Eiern (konzentrierte Proteine), die aber stark eingeschränkt werden sollten und nur eines dieser Nahrungsmittel pro Mahlzeit gegessen werden sollte
(D) Getreide und Getreideprodukten, Kartoffeln (konzentrierte Stärke). Wer Gesundheits- oder Gewichtsprobleme hat, sollte sich hier zurückhalten
(E) Milch- oder Milchprodukten (wäßrige Protein-Fett-Kombinationen). Hier sollte man nur Rohmilchprodukte und diese in geringen Mengen verzehren
(F) Nüssen, Samen und Nußmusen (konzentrierte Protein-

Kohlenhydrat-Fett-Kombinationen). Diese liefern hochwertiges Protein, sind aber schwer verdaulich und sollten nur in geringen Mengen gegessen werden

(G) Hülsenfrüchten, Sojaprodukten oder Erdnüssen (konzentrierte Protein-Kohlenhydrat-Kombinationen). Diese sind schwer verdaulich, sollten besonders gut gekaut und nur in mäßigen Mengen genossen werden.

Obst sollte in der Regel immer für sich alleine und bei nüchternem Magen gegessen werden. Mindestens 20 Minuten danach sollte nichts anderes verzehrt werden. Ausnahmen bestätigen auch hier die Regel: Grünblattsalate, Stangensellerie, Gurken, Avocados, Paprika und Tomaten können mit Obst kombiniert werden. Auch sind kleine Mengen gemahlener Mandeln und ein wenig süße Sahne im Obstsalat meist gut verträglich.

Melonen sollten immer für sich alleine oder zuerst gegessen werden. Sie sind innerhalb von zirka 10 Minuten verdaut.

Konzentrierter Zucker, auch Honig und alle Produkte, die Zucker oder Honig enthalten, sollten nur selten und für sich alleine gegessen werden.

Allein die Beachtung der Lebensmittelkombinationen bedeutet eine starke Entlastung des Organismus und einen wichtigen Schritt in Richtung Gesundheit.

Milch und Milchprodukte

«Essen und trinken sie nichts, wofür Werbung gemacht wird!» (Dr. med. M.O. Bruker)

In seinem Buch «Milch und Milchprodukte, Schein und Sein eines Grundnahrungmittels» (pala-Verlag, Schaafheim 1988) schreibt der Milchfachmann Walter Münster: «Milch ist in ihrem Rohzustand ein äußerst leicht verderbliches Lebensmittel und daher eigentlich zum sofortigen Verzehr bestimmt. Daraus ergibt sich ein Hauptproblem des Milchmarktes: die fehlende Frische der Milch. Für das Naturerzeugnis Milch bedeutet eine Tiefkühlung praktisch die gleiche Strapaze wie eine Pasteurisierung. Auf jeden Fall werden durch alle Verfahren, beginnend mit der Veränderung des Salzgleichgewichtes, aber auch noch in anderer Weise, Kettenreaktionen ausgelöst, die die biologischen, chemischen und physikalischen Feinheiten der Milch verändern, wenn nicht gar zerstören. Hinzu kommen eine Menge bakterieller Enzyme, die in dieser Zeit entstanden, in völlig zufälliger Dosierung und entsprechend dazu ihre Abbauprodukte. Im Grunde ist es eine Irreführung des Verbrauchers, wenn dieses Erzeugnis dann noch als Milch bezeichnet wird.»

Da jede Kuhmilch, mit Ausnahme der, die direkt beim Bauern gekauft wird, pasteurisiert oder sogar ultrahocherhitzt wird, ist das Eiweiß hitzegeschädigt und damit schwer verdaulich, die Mineralien sind nicht mehr organisch gebunden und können vom menschlichen Organismus nicht aufgenommen werden. Bestenfalls scheidet der Körper das erhitzte Calcium wieder aus, schlimmstenfalls lagert er es als Kalk in den Arterien oder Gelenken ab (Milchgicht). Durch die Erhitzung wird das milcheigene Lezithin zerstört, das zur Verdauung des Fettanteils der Milch wichtig ist. Die hitzebehandelte Milch und alle Produkte daraus – darin sind sich fast alle Ernährungsfachleute einig – wirken stark verschleimend auf die Atemwege. Oft sind Milchschorf, Neurodermitis und Allergien auf den Kuhmilchverzehr zurückzuführen.

H-Milch ist nicht empfehlenswert. Die hohe Erhitzung bedeutet Denaturierung und Verarmung: Zahlreiche Vitamine, Enzyme und Aromastoffe gehen verloren beziehungsweise werden in ihrem Wert gemindert, das Eiweiß wird denaturiert. Der Gesundheitswert wird auf Kosten der Haltbarkeit geopfert. Man kann nicht sagen, daß erhitzte Milch völlig wertlos sei, aber sie ist nicht mehr vollwertig. «Die Allergenität steigt durch Homogenisierung der Milch um das 20fache», berichten Kapfelsperger und Pollmer in «Iß und stirb». Nach Dr. Kurt A. Oster, einem führenden Herzspezialisten in Connecticut, USA, ist homogenisierte Milch eine Ursache für Herzkrankheiten. Nach seinen Forschungen setzt die Homogenisierung auch das Milchenzym Xanthin-Oxidase frei, das nun ungehindert die Darmwand passieren kann, in die Blutbahn gelangt und dadurch Arteriosklerose begünstigt.

Kaffesahne ist nichts Natürliches mehr, sie ist homogenisiert und stabilisiert. Kondensmilch ist nach Kollath eine Konserve mit einer biologischen Wertigkeit gleich Null. Besonders gesundheitsabträglich ist die Lagerung in Dosen, da nach dem Öffnen der Dose durch Sauerstoffzufuhr Zinn und Blei freigesetzt wird. Trockenmilch ist biologisch völlig wertlos, bei einer Temperatur von 180 bis 230 Grad wird der Milch das Wasser und damit alle wasserlöslichen Vitamine entzogen. Um das Milchpulver haltbar zu machen, begast man es dann vielfach mit Akrylnitrat, einer krebserzeugenden Substanz.

Milchmischgetränke sind schwerverdauliche Fehlkombinationen. Die erhitzte Milch mit chemisch-synthetischen Aromastoffen, Farb- und Füllstoffen, Fabrikzucker, Konservierungsstoffen, die zum Teil in den pürierten Früchten enthalten sind und deshalb nicht auf der Zutatenliste aufgeführt werden müssen, ergeben ein Gemisch, das leider nicht als gesundheitsfördernd bezeichnet werden kann.

Der Werbeaufwand für Milchprodukte, besonders für Jogurt ist enorm. Jogurt ist hocherhitzt, eine Konsistenzverbesserung wird durch Zugabe von Magermilchpulver erzielt. Den größten Marktanteil haben die stark gesüßten, aromatisierten, mit Stärke und Gelatine versetzten, teilweise gefärbten Jogurts, mit und ohne Fruchtanteil (der wiederum mit Konservierungsstoffen versehen ist). Diese Produkte können weder im Plastikbecher noch im Glas der Gesundheit etwas Gutes tun. Auch bei all diesen Milchmischprodukten gilt die Regel: Je komplizierter ein Nahrungsmittel produziert wird, desto weiter hat es sich von der Natur entfernt, desto vitalstoffärmer und wertloser ist es.

Butter ist von allen Milchprodukten am besten zu verdauen, da sie fast nur aus Fett besteht (nur zirka 0,5 % Milcheiweiß). Auch gegen Sahne ist wenig einzuwenden, sie enthält nur zirka 2,5 % Milcheiweiß. Beides sollte jedoch auf Grund seines hohen Fettgehalts sparsam verwendet werden.

Wer auf Milch nicht verzichten kann oder möchte, sollte sich auf kleine Mengen von Rohmilchprodukten beschränken und diese wie Delikatessen genießen. Die Ansicht, daß Milch und Milchprodukte unverzichtbar für unsere Gesundheit seien, ist eine Folge der unablässigen Werbung der milchverarbeitenden Industrie und wird von den meisten Ernährungsfachleuten und vielen Ärzten nicht geteilt.

Milch ist ein schwerverdauliches flüssiges Nahrungsmittel; sie ist kein Getränk, das gegen den Durst getrunken werden sollte.

Gut gekaut ist halb verdaut

Auf die Notwendigkeit, das Essen sorgfältig zu kauen und gut einzuspeicheln, kann nicht genug hingewiesen werden. Nur durch genügendes Kauen werden im Speichel die Verdauungsenzyme gebildet, die für eine vollständige Verdauung notwendig sind. Wird die Nahrung nicht ausreichend gekaut, kann sie nicht richtig verwertet werden. Sie bleibt länger als nötig in den Verdauungsorganen liegen, geht in Gärung über und trägt so zur Säure- und Schlackenbelastung des Organismus bei. Viele Menschen leiden unter Darmstörungen, die meist durch eine unzureichende Verdauung hervorgerufen werden. Der Grund dafür liegt oft in einer falschen Kombination der Nahrung oder in mangelhaftem Kauen.

Die Folgen sind Gärungs- und Fäulnisprozesse, tägliche Selbstvergiftung, Darmschleimhautentzündungen, Verschlakkung der Darmwände und damit einhergehend Unterversorgung der Organe mit den notwendigen Nährstoffen, Vitaminen und Mineralen.

Das ungenügende Kauen ist der Grund, daß viele Menschen sich noch hungrig fühlen, obwohl ihr Magen schon voll oder überfüllt ist, da der Sättigungsreflex zum Gehirn abhängig vom ausgiebigen Kauen ist.

Die Folge ist ein Überessen, Übergewicht, eine schlechte Verdauung und eine schlechte Nährstoffauswertung.

Bei unzureichendem Kauen und Einspeicheln können die Verdauungsenzyme die Proteine, Minerale und Vitamine, die in pflanzlichen Zellen von zellulosehaltigen Zellwänden umgeben sind, nicht vollständig aufschließen, und der Wert der Nahrung kann nicht im vollem Maße genutzt werden.

Basenbildende und säurebildende Nahrung

Der ph-Wert

Als Maßzahl für den sauren oder basischen Charakter einer Lösung dient der ph-Wert. Er gibt das Verhältnis von Säuren (in Form von Wasserstoff-Protonen) zu Basen (in Form von Hydroxyl-Ionen) an und weist Werte zwischen 0 und 14 auf. Ein ph-Wert von 7 steht für eine neutrale Lösung; niedrigere Werte bedeuten, daß die Lösung zunehmend saurer, höhere Werte, daß die Lösung zunehmend basischer ist.

Der ph-Wert des Blutes wird durch verschiedene Regelmechanismen unter Beteiligung von Puffersystemen innerhalb enger Grenzen gehalten. Er ist normalerweise 7,4. Sinkt der ph-Wert unter 7,37, kommt es durch Übersäuerung beziehungsweise Basenmangel zu Stoffwechselstörungen. Ph-Werte unter 6,8 führen zum Tode.

In den Körperzellen ist der ph-Wert niedriger als im Blut, nämlich zwischen 6,8 und 7,0. Wie die Zellen ihren ph-Wert konstant halten, ist im einzelnen noch nicht bekannt. Überschüsse an Säuren oder Basen geben die Zellen über das umgebende Bindegewebe in die Lymphbahnen und an das Blut weiter, das für den Abtransport sorgt.

Über den Urin werden überschüssige Säuren und Basen ausgeschieden. Deshalb wird der ph-Wert des Urins als Indikator des Säure-Basen-Gleichgewichts herangezogen. Da die Nierenfunktion bei vielen Menschen gestört ist und man annehmen kann, daß der Organismus überschüssige Säuren teilweise im Bindegewebe ablagert, ist diese Bewertung jedoch sehr umstritten, da nur ein Teil der Säuren erfaßt wird.

Unser Körper besteht zu 70 bis 80 % aus Flüssigkeiten, die leicht basisch sein müssen, um einen geordneten Stoffwechsel und eine gesunde Zellexistenz zu ermöglichen. In unseren Organen, Geweben, Körperflüssigkeiten und -sekreten sind sowohl basische (alkalische) als auch säurebildende Elemente vorhanden, die im Verhältnis 80 zu 20 stehen.

Der Säure-Basen-Haushalt unseres Körpers wird durch die verschiedenen neutralen, sauren oder basischen Endprodukte, die beim Stoffwechsel in den Zellen unseres Organismus entstehen, mitbestimmt. Um das natürliche Verhältnis von etwa 80 % Basen und zirka 20 % Säuren zum Wohle unseres Befindens und unserer Gesundheit aufrechtzuerhalten, ist eine Ernährung aus mindestens 80 % basenbildender und nur aus 20 % säurebildender Nahrung ratsam.

Mit säurebildend beziehungsweise basenbildend wird die Wirkung der Nahrung bezeichnet, die sie nach der Verdauung im Körper hervorruft. Diese Wirkung hängt von den Elementen ab, die bei Überwiegen in unserer Nahrung in unserem Organismus Säuren oder Basen entstehen lassen.

Schwefel, Chlor, Phosphor und Jod bilden Säuren, während Natrium, Kalium, Calcium, Magnesium und Eisen die Basen bilden. Die Basen sind die Gegenspieler der Säuren und für deren Neutralisation notwendig.

Proteine enthalten Schwefel und meistens auch Phosphor. Nach der Verdauung der Proteine bleiben diese Elemente als Schwefelsäure und Phosphorsäure zurück und müssen von den Basen neutralisiert werden, bevor sie von den Nieren und dem Darm ausgeschieden werden.

Fette bilden Essig- und Milchsäure. Die meisten hitzebehandelten, teilzerstörten Kohlenhydrate hinterlassen ebenfalls Säuren, da auch sie Phosphor und Schwefel enthalten.

Werden nun überwiegend und über Jahre und Jahrzehnte hinweg säureüberschüssige Nahrungsmittel verzehrt, entsteht ein Mangel an basenbildenden Elementen wie Calcium, Magnesium, Natrium, Kalium und Eisen. Es entsteht eine Acidose, das heißt eine Körperübersäuerung. Der Organismus entzieht den Gewebesäften die basischen Minerale zur Aufrechterhaltung der Zellfunktion.

Calcium wird den Knochen, Haaren, Nägeln (die Symptome sind brüchige Haare und Nägel), Kalium und Magnesium werden den Säften der Zellen entzogen. Mit einem Kalium- oder Magnesiummangel tritt ein langsamer Zellverfall ein, es kann zu Krämpfen, Taubheitsgefühlen, Gleichgewichts- und Stoffwechselstörungen kommen.

Wir alle kennen die Auswirkungen des «sauren Regens» auf unsere Umwelt. In sauren Böden verkümmert die Vegetation, in übersäuerten Seen ist für Fische kein Überleben möglich. Ebenso schädlich und lebensfeindlich wirkt ein Übermaß von Säuren in unseren Körpern. Mit unserer denaturierten Zivilisationskost nehmen wir jedoch täglich oft 80 bis 90 % säurebildende Nahrung und Getränke zu uns.

Vieles davon schmeckt nicht sauer, sondern süß, wird im Körper jedoch zu Säure. So sind alle mit Zucker und Süßstoffen angereicherten Nahrungsmittel und Getränke säurebildend. Hinzu kommen die stark säuernden Nahrungsmittel wie Fleisch, Geflügel, Fisch, Eier, erhitzte Fette, Sauermilchprodukte, Käse, die meisten Getreide, Brot- und Teigwaren (besonders aus Weißmehl), chemische Zusatzstoffe und synthetische Arzneimittel. Diese rauben dem Körper die eigenen basenbildenden Mineralien, die nun nötig sind, um den Säureüberschuß zu neutralisieren.

Durch den üblichen übermäßigen Eiweißkonsum werden sehr viele Purine mit aufgenommen, und daraus entstehen die Harnsäuren. Diese Harnsäuren veranlassen die Nieren zu vermehrter Wasserausscheidung, bei der gleichzeitig die lebenswichtigen Basenbildner – Calcium, Magnesium, Kalium und Natrium – mit ausgeschwemmt werden. Gerade diese Mineralien sind für den gesunden Zellaufbau dringend nötig. Die vermehrte Ausscheidung von Calcium birgt außerdem die Gefahr von Osteoporose.

Purine sind aber nicht nur in tierischen Nahrungsmitteln, sondern auch in Genußmitteln wie Kaffee, schwarzer Tee, Kakao und damit in Schokolade und Schokoladegetränken enthalten. Andere Lebensmittel schmecken zwar sauer, wie zum Beispiel Zitronen, Orangen, Äpfel, Tomaten, reagieren jedoch im Körper basisch. Im Volksmund heißt es, «sauer macht lustig». Es entsteht gute Laune, wenn das Basen-Säure-Verhältnis stimmt, wenn die überschüssigen Säuren neutralisiert werden können, und dazu tragen die sauren Früchte bei.

Die Fruchtsäuren in saurem Obst werden bei Menschen mit intaktem Stoffwechsel zu Kohlendioxid und Wasser umgewandelt, zurück bleiben die basisch reagierenden Elemente Kalium, Natrium, Magnesium und Calcium.

Bei gestörtem Stoffwechsel jedoch werden die Säuren derselben Früchte weder oxidiert noch umgewandelt, sie bleiben als Säuren im Organismus und müssen mit basischen Mineralien neutralisiert werden. Bei vielen Menschen ist die Darmflora durch Antibiotika und jahrelange Ernährung mit säureüberschüssiger Nahrung stark geschädigt, und deshalb vertragen sie rohes Obst nicht mehr. Das Obst kann nicht mehr richtig verdaut werden, bleibt zu lange im Darm liegen, geht in Gärung über und wird dadurch sauer. Nicht das Obst ist die Ursache, sondern die gestörte Darmflora. Wer Probleme solcher Art hat, sollte einen guten Arzt oder Heilpraktiker aufsuchen und versuchen, seine Darmflora zu sanieren.

Weitere Ursachen der Übersäuerung des Organismus neben den säurespendenden und basenraubenden Nahrungsmitteln sind:
1. Mangelhaftes Kauen und Einspeicheln der Nahrung. Dies behindert eine reibungslose Verdauung, fördert die Gärung im Magen-Darm-Trakt. Durch die Gärung entstehen Säuren, die durch Basen ausgeglichen werden müssen.

2. Mangelnde Flüssigkeitszufuhr

Die geringe Flüssigkeitszufuhr von Wasser, (basischem) Mineralwasser und Kräutertee führt zu einer verringerten Schlakken- beziehungsweise Säure-Ausschwemmung über Nieren, Darm, Haut und Lungen.

3. Mangelnde Bewegung an frischer Luft.

In der heutigen Zeit fehlen vielen Menschen ausreichende Bewegung an frischer Luft, körperliche Arbeit oder sportliche Betätigung. Wir sollten täglich mindestens einmal zum Schwitzen kommen, um dem Ausscheidungsorgan «Haut» Gelegenheit zur Entsäuerung zu geben.

4. Vom Körper selbsterzeugte Säuren, die bei Streß und Spannungszuständen, durch Lärm und durch Angstgefühle ausgeschüttet werden.

Obwohl es teilweise sehr unterschiedliche Angaben bezüglich einzelner Lebensmittel gibt, herrscht relative Einigkeit hinsichtlich der Wirkung der Lebensmittelgruppen.

Säurebildend sind vor allem proteinreiche und von diesen wiederum besonders die tierischen Nahrungsmittel. Dagegen hat der größte Teil der pflanzlichen Lebensmittel, besonders Blattsalate, Gemüse und Obst, eine stark basische Wirkung auf den Organismus. Lebensmittel können sehr unterschiedlich stark säure- oder basenbildend sein. Eigelb ist zum Beispiel 32mal so säurebildend wie Vollkornbrot, Graubrot bildet viermal soviel Säuren wie Vollkornbrot, Endiviensalat ist zirka fünfmal stärker basisch als Zwiebeln.

Einteilung der Lebensmittelgruppen in Basen- und Säurebildner

Stark säurebildend sind: Fleisch, Wurst, Fisch, Eier, Käse, Zucker, Süßwaren, Weißmehlprodukte, Alkohol, Kaffee, schwarzer Tee.
Schwach säurebildend sind: Quark, Sahne, Vollkornprodukte, Nüsse.
Schwach basenbildend sind: Milch, Trockenobst, Hülsenfrüchte, Pilze.

Stark basenbildend sind: Blattsalate, Gemüse, Obst, Kartoffeln.

Wer sich vegetarisch ernährt und zum großen Teil rohes Obst und Gemüse ißt, hat keine Probleme, das richtige Verhältnis zwischen säuren- und basenbildenden Lebensmitteln zu erreichen. Mit einer Ernährung aus überwiegend Gemüse und Obst, Blattsalaten, Sprossen, Buchweizen, Hirse, Kartoffeln, wenig tierischem Eiweiß, Getreide in Massen und möglichst gekeimt, unter Vermeidung von Zucker, zuckerhaltigen Nahrungsmitteln, Weißmehlprodukten und Alkohol können wir das günstige Verhältnis (nämlich 80 zu 20) zwischen basen- und säurebildender Nahrung leicht einhalten.

Verschleimung, Verschlackung, Verkalkung

Die herkömmliche Ernährung in unseren heutigen, westlichen Zivilisationen, besonders die sogenannte «gutbürgerliche Küche», hat sich von einer gesunden Ernährung außerordentlich weit entfernt. Das Essen richtet sich nach alten Traditionen, obwohl sich die Lebensumstände und der Lebensstil stark verändert haben. Noch vor fünfzig Jahren hatten Fleisch, Fisch, Eier und Milchprodukte einen verhältnismäßig geringen Anteil an der Gesamtmenge der Nahrung. Auch die Nahrungsmenge war aus finanziellen Gründen bei vielen Menschen geringer. Man aß hauptsächlich Vollkornprodukte und nur sehr geringe Mengen an Zucker. Alle Lebensmittel waren aus biologischem Anbau und kaum umweltbelastet, da es weder Kunstdünger noch Spritzmittel gab. Das Essen konnte auch besser im Körper verarbeitet werden, da die Menschen sich noch mehr bewegten und körperlich schwer arbeiteten.

Heute ist durch andere Lebensumstände eine andere Ernährung erforderlich. Viele Menschen arbeiten kaum noch körperlich schwer und bewegen sich auch oft wenig, da die meisten Tätigkeiten im Sitzen ausgeführt werden. Auch «Fastfood» und viele Fertiggerichte, die aus vitalstoff- und ballaststoffarmen Produkten hergestellt, in der Mikrowelle erhitzt und meist schnell heruntergeschlungen werden, sind für die Gesundheit wenig förderlich.

Viele Menschen lassen sich von Angebot, Werbung und den

Nachbarn beeinflussen und konsumieren das, was die anderen konsumieren. Dabei sind viele «Genußgifte» (Alkohol, Zigaretten, Kaffee, schwarzer Tee und Medikamente), die wie Drogen wirken, gesellschaftsfähig und werden, obwohl sie allgemein als gesundheitschädlich betrachtet werden, in grösseren Mengen konsumiert.

Der Organismus ist auf wunderbare Weise darauf eingerichtet, die durch den Zerfall und Abbau alter Zellen im Körper anfallenden Säuren und Giftstoffe zu entsorgen. Er wird aber durch Umweltbelastungen, durch zuviel Essen, durch falsche Lebensmittelkombinationen, durch überwiegend denaturierte Nahrung, die dadurch unverdaulich und säurebildend ist, durch säurebildende Getränke, chemische Zusatzstoffe, dazu noch mit «Genußgiften» wie Koffein, Nikotin, Alkohol und durch Medikamente zusätzlich belastet.

Wird nun der Körper mit der Neutralisation und Entgiftung der anfallenden Gift- und Säurebelastung nicht mehr fertig, muß der Organismus die Gifte und Säuren irgendwo deponieren. Ähnlich wie wir Menschen unsere Müllhalden dort anlegen, wo wir glauben, daß sie am wenigsten Schaden anrichten, deponiert der Körper den «Müll», den er nicht loswerden kann, in Bereichen, wo er im Moment den Organismus am wenigsten beeinträchtigt.

Diese Gifte und Säuren werden zuerst einmal im Bindegewebe in «Außenbereichen» wie Kopfhaut, im Hals- und Schulterbereich, am Po, in den Beinen, in den Gelenken und Hohlräumen abgelagert. Diese Ablagerungen führen zu einer schlechten Durchblutung und damit zu einer gestörten Versorgung mit Sauerstoff und Nährstoffen der betroffenen Stellen. Sie sind oft als «Orangenhaut» sichtbar und machen sich als Gelenk- und Muskelschmerzen bemerkbar.

Schauen Sie sich und Ihre Mitmenschen einmal genauer an. Bei Männern werden meist im Alter zwischen 30 und 40 Jahren die Ablagerungen am Hals und unter den Augen sichtbar. Bei Frauen werden die Schlacken weniger sichtbar oft am Po und an den

Oberschenkeln eingelagert, vielleicht weil sie in der Regel ihrer Haut an Hals und Gesicht mehr Aufmerksamkeit schenken als Männer. Zwischen 30 und 40 ist auch das Alter, in dem viele Menschen oft anfangen, an Gewicht zuzunehmen, was auch auf die Einlagerung von Schlacken zurückzuführen ist.

Woraus bestehen eigentlich diese Schlacken im Körper? Sie enthalten Schleim, Kalk, Cholesterin, Fett, Eiweiß aus einer unvollständigen Eiweißverwertung, abgestorbene Zellreste, Phosphorsäure, Harnsäure, Oxalsäure, Gifte aus Nahrungsmittel-Verunreinigungen (Rückstände von Pflanzenschutzmitteln und anderen Agrar-Giften), Medikamentenreste, eingekapselte Infektionsherde früherer Krankheiten, Tuberkuloseknoten, deren abgestorbene Erreger samt den Stoffwechselprodukten, sowie Umweltgifte, die durch Luft, Wasser und Nahrung aufgenommen werden.

Außerdem sind die meisten Menschen durch uralte Kotreste belastet, die sich im Darm in Ausbuchtungen angesammelt haben und die nur durch eine Darmsanierung (Darmreinigung) ausgeschieden werden können oder (in leichteren Fällen) durch radikale Umstellung der Lebens- und Ernährungsweise. Diese Kotreste können oft viele Kilogramm ausmachen.

Die gesundheitlichen Folgen der Verschlackungen sind weittragend. Der Körper nimmt an Gewicht zu, da sich mit den Giften auch Fett und zur Neutralisation der Säuren Wasser ansammelt. Die Ablagerungen machen den Körper unbeweglich und leistungsschwach. Kopfschmerzen, Glieder- und Rückenschmerzen, mangelnde Infektabwehr, die sich in immer wiederkehrenden Katarrhen und Entzündungen der Atemwege, den sogenannten Erkältungen und Grippe äußern, Nieren- und Gallensteine, Allergien, Hautkrankheiten, Gicht, Rheuma, Arthritis, Arthrose, Arterienverkalkung, Herz- und Keislaufbeschwerden und viele andere Erkrankungen entstehen durch die Vergiftung und Verschlackung.

Wie bei der Müllproblematik im großen ist auch bei der Verschlackung im Körper die Müllvermeidung die einzige Lösung des Problems.

Die Ernährung muß so ausgewählt und zusammengestellt sein, daß möglichst wenig Rückstände und Abfallstoffe im Körper zurückbleiben und die Ausscheidungsorgane nicht überlastet werden mit dem Anfall unbrauchbarer und giftiger Stoffe. Dies geschieht am besten mit einer Ernährung aus überwiegend frischen, vitalstoffreichen Lebensmitteln (Obst, Gemüse, Salaten, Sprossen, Keimlingen), die neben ihrem Reichtum an Enzymen, Vitaminen und Mineralstoffen auch basenbildend und stark wasserhaltig sind und damit die Ausscheidung kräftig unterstützen. Belastend sind erhitztes tierisches Eiweiß und erhitzte Fette, beides trägt zur Übersäuerung des Organismus bei. Die meisten Menschen in den westlichen zivilisierten Ländern essen zuviel tierisches Eiweiß, das von gekochter oder gebratener Nahrung stammt, deshalb denaturiert ist und nur noch wenig Wert für den Organismus hat. Es wird meist zusammen mit viel erhitzten Fetten aufgenommen und bildet dadurch für den Körper eine besondere Belastung. Auch Käse, der meist größere Mengen an Salz enthält und dadurch dem Körper bei der Verdauung Wasser entzieht, ist ungesund. Besonders schwer verdaulich ist erhitzter Käse, wie zum Beispiel auf Pizza, Gratin, auf allen überbackenen Gerichten und im Fondue.

Am besten verdaulich sind Rohmilch- und Frischkäse sowie Ziegen- und Schafsrohmilchprodukte.

Durch den üblichen übermäßigen Eiweißkonsum werden sehr viele Purine aufgenommen, die zu Härnsäuren abgebaut werden. Bei Überlastung der Nieren müssen diese im Organismus abgelagert werden. Purine sind auch in Kaffee, schwarzem Tee, Kakao, Schokolade und Schokoladengetränken reichlich enthalten. Ein hoher Fettkonsum, besonders mit gesättigten Fettsäuren, wie sie in tierischen und erhitzten Fetten vorkommen, bewirkt meist einen Anstieg des Cholesterinspiegels. Dies begünstigt Arterienverkalkung. Dadurch wird die Blutversorgung des

Herzmuskels vermindert, was zu Erkrankungen der Herzkranzgefäße führt.

Erhitzte Milch- und Milchprodukte sind neben Getreide und Getreideprodukten die am meisten verschleimenden Speisen. Beim Erhitzen der Milch wird das milcheigene Lezithin zerstört, das zur Verdauung des Fettanteils der Milch wichtig ist. Das Milchfett wird deshalb nicht mehr vollständig verdaut und trägt zu Übergewicht in Form von Fett bei. Verschleimung im Nasen-Rachen-Raum, in Neben- und Stirnhöhlen verschwinden meist schnell, wenn der Genuß von Milch und Milchprodukten aufgegeben wird.

Erhitzte Getreidemahlzeiten, und zu diesen zählt auch das Brot, wirken als Säurebildner und liefern dem Körper Mineralien, die für den Stoffwechsel unbrauchbar und bei einer Überlastung der Ausscheidungsorgane nicht mehr vollständig ausgeschieden werden können. Sie werden als Schleim und Schlacken abgelagert. Weit weniger säurebildend und verschleimend ist gekeimtes Getreide, da der Kleber beim Keimen durch Fermente abgebaut wird und der Gehalt an Vitalstoffen durch das Keimen stark ansteigt. Das Getreide wird durch das Keimen so weich, daß es roh gegessen werden kann oder nur ganz kurz erhitzt werden muß im Gegensatz zu ungekeimtem Getreide.

In die lebenden Zellen unseres Körpers können nur solche Mineralien eingebaut und im Stoffwechsel genutzt werden, die im organischen Zusammenhang mit pflanzlichen oder tierischen Zellen verzehrt werden. Durch eine Veränderung wie Erhitzung (Pasteurisierung, Sterilisierung, Kochen, Backen, Braten, Grillen, Erhitzen in der Mikrowelle usw.) oder andere Maßnahmen der Denaturierung wie zum Beispiel Bestrahlung verlieren die Lebensmittel das, was die sinnvolle Nutzung im Organismus ermöglicht: sie verlieren ihre Lebendigkeit.

Die Mineralstoffe werden aus ihrem organischen Zusammenhang gerissen und werden zu toten anorganischen Mineralien, denen das fehlt, was zu einer ordnungsgemäßen Mitarbeit im Körper notwendig ist: Manche nennen es die energetische Schwingung oder Ausstrahlung, wir nennen es Lebendigkeit.

Durch die oben genannte Denaturierung der Nahrung werden außerdem die meisten Enzyme und Vitamine ganz oder teilweise zerstört, die für eine geordnete Verdauung der Nahrung und ihre Verwertung zur Bereitstellung von Energie, Aminosäuren, Fettsäuren und Mineralien für Zellaufbau und Stoffwechsel nötig sind.

Verschlackung und Verkalkung mit ihren gesundheitlichen Folgen sind keine unvermeidbaren Alterserscheinungen. Sie sind mit die Folge von jahrelanger falscher Ernährung und falscher Lebensführung.

Entgiftung – Entschlackung

Um uneingeschränkte Leistungskraft und Lebensfreude zurückzugewinnen, ist es notwendig, die angesammelten Schlacken im Körper wie auch in der Psyche (auf die wir in diesem Rahmen nicht eingehen können) wieder loszuwerden.

Dazu ist es als erstes notwendig, die Ursachen auszuschalten, die zur Überlastung unserer Ausscheidungsorgane und so zur Vergiftung und Verschlackung unseres Körpers führen. Das bedeutet, unseren Lebensstil und unsere Ernährung so zu gestalten, daß sowenig wie möglich Gifte und Schlacken anfallen beziehungsweise daß sie ohne Probleme ausgeschieden werden können.

Weitere Möglichkeiten, die Entgiftung und Entschlackung des Körpers zu unterstützen, sind:

1. Verzehr von hauptsächlich stark wasserhaltigen Lebensmitteln (Obst, Gemüse, Keime und Sprossen), die überwiegend roh gegessen werden sollten. Diese bieten durch Wassergehalt, Vitamine, Enzyme, Minerale und Ballaststoffe die beste Unterstützung zur Neutralisation und Ausscheidung von Säuren und Giften.

2. Vermeidung oder starke Einschränkung von konzentrierten und säureüberschüssigen Nahrungsmitteln wie Fleisch, Wurst, Fisch, Eier, Milch und Milchprodukte, Getreideprodukte, außer von gekeimtem Getreide.

3. Die Unterstützung der Ausschwemmung von Schlacken und Säuren durch reichliches Trinken (1 bis 2 Liter) basischer Flüssigkeit am Morgen oder Vormittag, da in dieser Zeit die Ausscheidungsorgane ihre Hauptarbeit leisten. Nieren- und leberanregende Tees beschleunigen die Entgiftung (Blutreinigungstee, Brennesseltee, Birkenblättertee).

4. Die Unterstützung der Ausscheidung vormittags durch Teilfasten oder durch den Verzehr von reifem Obst.

5. Vermeidung von Genußgiften wie Kaffee, Tee, Kakao, Tabak und Alkohol.

6. Die Möglichkeit zur Regeneration des Organismus, das heißt genügend Ruhe, Schlaf und Entspannung, sind zur «Müllbeseitigung» im Organismus notwendig. Hektik, Streß, Lärm, Gestank, unangenehme Umgebung, auch unangenehme Menschen sollten gemieden werden.

7. Körperliche Bewegung (mindestens eine halbe Stunde täglich) an der frischen Luft, möglichst an der Sonne, unterstützt Kreislauf und Stoffwechsel und trägt zur Entschlackung bei.

8. Trockenbürstenmassagen, Ganzkörpermassagen, Lymphdrainagen und Akupressur wirken kreislaufanregend und unterstützen die Lösung und Ausscheidung von Schlacken aus dem Bindegewebe.

9. Dampfbäder und Saunabesuche wirken ebenfalls entgiftend und entschlackend. Hauptziele der Saunaanwendungen sind die Entgiftung des Körpers, Stärkung der Widerstandskraft gegen Infekte und Stärkung von Herz und Kreislauf.

Die Entgiftung des Organismus geht auf zweifache Weise vor sich. Einerseits werden durch den Schweiß Gifte und Abfallstoffe ausgeschieden, andererseits kommt es durch die Erhöhung der Temperatur der inneren Teile des Körpers (Kerntemperatur) zur vermehrten Ausscheidung durch die Nieren und auch über die Lunge. Schlackendeponien werden durch die Erhöhung der Kerntemperatur aufgelöst und zur Ausscheidung gebracht. Dies erfolgt über die Nieren und weniger über die Haut. Durch die entschlackende und entgiftende Wirkung wirken sich Saunabesuche bei einer Vielzahl von Krankheiten günstig aus. Gegenanzeigen für Saunaanwendungen sind alle akuten Erkrankungen, fieberhafte Zustände, Anfallserkrankungen (Epilepsie, sonstige Krampfanfälle), Herz- und Herzkranzgefäßerkrankungen, ausgeprägte Kreislaufschwäche und alle zehrenden Krankheiten wie Tuberkulose, Morbus Basedow oder Krebs. Wer sich nicht sicher ist, ob er eine Saunaanwendung verträgt, sollte sich von einem Arzt oder Heilpraktiker auf seine Saunatauglichkeit hin untersuchen lassen.

10. Luft- und Sonnenbäder regen den Kreislauf an und wirken entsäuernd und entgiftend.

11. Fango- und Moorbäder, ebenso wie basische Vollbäder von ½ bis 1 Stunde mit 500 Gramm Meersalz oder 500 Gramm Kaisernatron, mit Heilkräuterzusätzen von Kamille, Holunder und Lindenblüten tragen zur Entsäuerung, Schlackenlösung und Giftausscheidung bei.

12. Eine Vielzahl von Entschlackungskuren und -diäten fördern die Entgiftung.

Die **Mayr-Kur** wird hauptsächlich in Kurkliniken angewendet, kann aber von Gesunden auch zu Hause zur vorbeugenden Entgiftung und Entschlackung benutzt werden. Bei der Mayr-Kur ist die besondere Eßtechnik – sehr langes Kauen und Einspeicheln, der fast wichtigste Bestandteil. Die Mayr-Kur könnte auch als eine Kau- und Eßschulung bezeichnet werden. Über einen Reflex von der Mundhöhle aus, durch das intensive Kauen, wird das gesamte Verdauungssystem angeregt. Die Mahlzeiten bestehen aus altbackenen Semmeln und Milch. Sie müssen ohne Hast und in Ruhe eingenommen werden. Die altbackenen Semmeln sollen auf Grund ihrer Konsistenz dem besonderen Speicheldrüsentraining dienen, die Milch soll dank ihrer Puffersubstanzen saure wie alkalische Zersetzungsprodukte im Darm binden und so die Entgiftung des Körpers erleichtern.

Hauptanwendungsgebiete der Mayr-Kur: Gewichtsreduzierung, Reinigung des Darmes durch Entlastung des Magen-Darm-Traktes, Beseitigung entzündlicher Schleimhautveränderungen im Magen und Darm, Verstopfung, Leber- und Bauchspeicheldrüsenerkrankungen, Hauterkrankungen und andere.

Die **Molkekur** gehört mit zu den ältesten Trinkkuren. Sie wurde schon von den Ärzten um Hippokrates zur Entgiftung und Entschlackung verordnet, besonders bei Lebensmittelvergiftungen, chronischen Lebererkrankungen, Stuhlverstopfung, Hautkrankheiten. Schon im alten Rom gab es Kuranstalten, in denen Molke für Trinkkuren und gleichzeitig für Bäder verwendet wurde. Nicht nur bei Krankheiten, sondern auch zur Straffung und Verjüngung der gesunden Haut ist Molke ein geeignetes Mittel. Die Qualität der Molke hängt mit der Futterart der milchspendenden Tiere ab. Früher wurden die Tiere, deren Milch für Molkekuren verwendet wurde, mit auserlesenen Pflanzen, denen Heilkräuter beigemengt worden waren, gefüttert.

13. Ein guter Stuhlgang (mindestens einmal pro Tag) ist ebenfalls wichtig zur Entgiftung, da mit den Überresten der Nahrung auch Gifte und Schlacken aus dem Körper ausgeschieden werden. Eine Wohltat für Magen und Darm ist ein Leinsamenpudding. Durch die Schleimstoffbildung des ganzen Samens wird die Darmwand schonend gereinigt und die natürliche Darmentleerung unterstützt. 3 Eßlöffel Leinsamen werden in ½ Liter Wasser 20 Minuten auf kleiner Flamme geköchelt. Nach dem Abkühlen werden in den geleeartigen Pudding Obst- oder Gemüsesäfte untergerührt.

Bei schwerwiegender Verschlackung der Darmwände empfiehlt es sich, unter Anleitung eines erfahrenen Arztes oder Heilpraktikers eine Darmsanierung durchzuführen, da eine starke Verschlackung der Darmwände nicht nur eine ständige Vergiftung des Körpers ist, sondern auch die Nährstoff-, Vitamin- und Mineralstoffversorgung des Organismus behindert, wenn nicht gar unmöglich macht.

14. Darmspülungen (Colonic-Therapie) beschleunigen das Ablösen und Ausräumen von giftigen, belastenden Schlacken und oft jahrzehntelangen Verkrustungen im Darm. Zur Vorbereitung kann man vor Beginn der Colon-Therapie durch den Verzehr von Papaya-Früchten zusammen mit deren Samen verhärtete Schlacken aufweichen und so ein Ausspülen beschleunigen, wodurch die Anzahl der notwendigen Darmbäder (durchschnittlich 10) verringert wird. Diese Therapie wird in Kurkliniken und von Heilpraktikern durchgeführt. Adressen erfährt man über den Heilpraktikerverband.

15. Nasenspülungen helfen bei Verschleimung der Atemwege und der Nebenhöhlen. Man füllt eine Schale mit lauwarmem Wasser oder Kamillentee, löst ¼ Teelöffel Meersalz oder Haushaltsnatron darin auf und schnupft die Mischung durch die Nase nach oben. Beim anschließenden Ausschneuzen wird man oft überrascht sein, welche Mengen an Schleim ausgeschieden werden.

16. Durch homöophatische Ausleitungsmittel kann der Organismus zur Entgiftung angeregt werden. Ein erfahrener Arzt oder Heilpraktiker kann auf Grund seiner Beobachtungen und auf Grund einer Befragung des Patienten verschiedene Mittel zusammenstellen, die den Organismus des jeweiligen Patienten bei der Entschlackung unterstützen. Wichtig bei dieser Behandlung ist der Verzicht auf Alkohol, Kaffee, schwarzen Tee, Zucker und zuckerhaltige Nahrungsmittel und Getränke. Ebenso sollten kein Menthol oder mentholhaltige Getränke (Pfefferminztee) und auch keine mentholhaltige Zahnpasta verwendet werden.

17. Blutreinigende Kräutertees unterstützen die Leber und die Nieren bei ihren Entgiftungsaufgaben. Viele Kräuter haben entgiftende Eigenschaften und können entweder frisch als Salat gegessen werden, so zum Beispiel Brennessel und Löwenzahn, oder entfalten als Tee ihre Wirkung.

Blutreinigend wirken:
Schwarze Holunderblüten und -blätter
Schwarze Johannisbeerblätter
Himbeerblätter
Wacholderbeeren
getrocknete Bohnenhülsen
Man kocht 1 Eßlöffel zerriebene Bohnenhülsen auf 1 Tasse Wasser zirka 5 Minuten und trinkt den Tee vor den Mahlzeiten.

Teemischung zur Entsäuerung:
2 TL Ackerschachtelhalm
1 TL Kamillenblüten
2 TL Brennesselkraut
1 TL Fenchelsamen
1 TL Schafgarbe
1 TL Birkenblätter
mit einem halben Liter kochendem Wasser überbrühen und dreimal täglich eine Tasse trinken.

Zu allen Entgiftungs- und Entschlackungskuren gehört eine Diät mit wenigem Essen, ohne oder mit sehr wenig tierischem Eiweiß, die Vermeidung von schwarzem Kaffee und Tee, der Verzicht auf Zucker und Süßigkeiten und eine hohe Flüssigkeitszufuhr von mindestens 1½ bis 2 Litern täglich. Allein diese Punkte bringen dem Organismus eine enorme Entlastung.

Fasten

Fasten bewirkt eine starke innere Reinigung, da durch den Verzicht auf feste Nahrung, die oft viel Zeit und Energie zur Verdauung benötigt, der Stoffwechsel entlastet wird und alle Energien zur Entschlackung und Ausscheidung belastender Stoffe eingesetzt werden können. Fasten bedeutet für die oft schon geschädigten Darmschleimhäute und Darmzotten eine Ruhepause, die notwendig ist zur Regeneration und zum Ablösen der tiefer liegenden Schlacken. Nur durch Ruhigstellung des gesamten Verdauungstraktes kann eine Heilung entzündeter Darmschleimhäute erfolgen.

Für den einfachen gesundheitlichen Zweck der Reinigung des Körpers von Schlacken ist meist eine Fastenkur von 1 bis 2 Wochen angebracht. Wer sich das nicht zutraut, kommt auch mit zwei bis drei kurzen Fastenzeiten von je 3 bis 4 Tagen zum Ziel. Wer eine Fastenkur unternehmen will, kann nicht von heute auf morgen das Essen einstellen. Es ist notwendig, den Organismus darauf vorzubereiten. Man beginnt am besten mit 2 oder 3 Tagen Obstfasten, das heißt, man nimmt nur frische, reife Früchte zu sich. Dadurch und durch Einläufe und reichliches Trinken unterstützt man die Darmreinigung.

Eine gute Darmreinigung vor Beginn des eigentlichen Fastens ist unter allen Umständen notwendig, da die vorhandenen Kotmengen verkrusten und sich an den Darmwänden festsetzen könnten.

Während des Fastens ist es auch wichtig, täglich durch einen Einlauf den Darm zu reinigen, da sich auch bei Flüssignahrung giftige Ausscheidungsstoffe ansammeln und man oft erstaunt sein wird, wieviel alte, schwarze, teerartige Kotreste noch nach 10 bis 14 Tagen Fasten aus dem Darm gespült werden. Gleich zu Beginn des Fastens sollte eine Bittersalz- oder Glaubersalzspülung durchgeführt werden. Sie unterstützt die Dünndarmentschlackung entscheidend.

Man löst einen gehäuften Eßlöffel (20 bis 30 Gramm) Glaubersalz, das man in der Apotheke erhält, in ⅓ Liter lauwarmen Wassers und trinkt die Mischung zügig aus. Zur Geschmacksverbesserung kann dem Trunk etwas Zitronensaft beigemischt werden. Eine halbe Stunde später trinkt man ½ bis 1 Liter Wasser mit dem Saft von einer Zitrone nach. Die durchspülende, abführende Wirkung stellt sich normalerweise im Laufe der nächsten Stunde ein.

Die ersten beiden Tage des Fastens sind oft unangenehm. Hungergefühl, Nervosität und Schwäche können dem Fastenden zusetzen. Damit diese Gefühle oder ein Energieabfall nicht aufkommt, empfiehlt Halima Neumann zweimal täglich 10 Gramm Spirulina mit dem Trinken zu sich zu nehmen.

Um die Entschlackung und Ausspülung zu erleichtern und zu beschleunigen, werden täglich 2 bis 3 Liter an Getränken (Wasser, Kräutertees, frische, mit Wasser verdünnte Frucht- und Gemüsesäfte) empfohlen.

Um dem Gefühl der Leere im Magen zu begegnen, kann man quellfähige Flohsamenschalen oder Agar-Agar (erhältlich im Reformhaus) als unschädliche Magenfüller zu sich nehmen. Etwa 10 Gramm (2 Eßlöffel) werden mit ½ Liter mundwarmem Apfelsaft (oder anderem Saft) angerührt. Agar-Agar muß kurz aufgekocht werden. Wir erhalten eine wohlschmeckende Grütze. Flohsamenschalen wie Agar-Agar haben die Fähigkeit, Gifte im Darm zu binden und herauszutransportieren.

Sind die Beschwerden der ersten Tage überwunden, folgt eine erholsame Ruhe im Körper, die Nerven beruhigen sich, und der Fastende spürt eine zunehmende Leichtigkeit. Der Körper braucht keine Nahrung zu verarbeiten und zu verdauen. Er kann nun beginnen, nach und nach Stoffwechselrückstände, Gifte und Schlacken abzubauen. Der Fastende beginnt sich leichter und freier zu fühlen. Die Gedanken werden reiner, klarer und schärfer und erzeugen beim Fastenden ein Hochgefühl, das er bisher nicht kannte.

Während des Fastens können aber auch sogenannte Krisen auftreten, die durch die großen Mengen an gelösten und in den Blutkreislauf gebrachten Schlacken und Giften ausgelöst werden. Um diese Krisen zu vermeiden oder zumindest abzumildern, ist es ratsam, die Fastenkur durch eine entgiftende und ausscheidende Kost vorzubereiten. Je weniger der Körper von Schlacken belastet ist, desto leichter und länger kann man fasten.

Erst im fortgeschrittenen Stadium der Entschlackung (nach 10 bis 14 Tagen) lösen sich die Schlacken aus den tieferen Gewebeschichten. Wenn diese in die Blutbahn gelangen, können dadurch Schwindelgefühle, Kopfschmerzen, stechende und ziehende Schmerzen in den Gelenken und Muskeln auftreten, die aber bald nachlassen, wenn mit ausreichend basischer Flüssigkeit nachgeholfen wird, die Schlacken auszuscheiden. Bewährt haben sich dafür Brennessel- und Zinnkrauttee, Löwenzahnsaft, Rettichsaft, Kartoffelsaft, Selleriesaft und selbsthergestellter Gemüsesaft.

Treten Blähungen während des Fastens auf, kann dies daran liegen, daß sich alte, verhärtete Schlacken, die an den Darmwänden kleben, langsam lösen und wieder gärungsaktiv werden oder daß die Flüssignahrung noch zuviel Zucker enthält. Hier hilft Fenchel- oder Kümmeltee.

Während des Fastens sollte immer die Möglichkeit bestehen, dem Ruhebedürfnis des Körpers nachzugeben. Streß und Leistungsdruck sollten völlig ausgeschaltet werden. Die Konzentration sollte ganz auf die Entschlackung und auf die Regeneration des Organismus gerichtet sein. Dies wird durch viel Bewegung an der frischen Luft, durch Bäder und ausreichend Schlaf unterstützt.

Nach Beendigung der Fastenkur darf nicht gleich mit einer großen Mahlzeit begonnen werden. Ganz behutsam muß der Körper wieder an feste Nahrung und an seine Verdauungsarbeit gewöhnt werden. Dazu beginnt man am besten morgens mit einem geriebenen Apfel zu den üblichen Säften und Tees. Am Abend kann dann etwas gedünstetes Gemüse, geriebene Karotten oder reifes Obst gegessen werden.

Fasten bietet die gründlichste Methode zur Reinigung und Regeneration des Organismus und damit zur Vermeidung und Heilung zahlreicher Erkrankungen. Der eigentliche Erfolg aus gesundheitlicher Sicht stellt sich nach Beendigung des Fastens durch eine nachfolgende Umstellung auf eine natürliche Ernährung ein, die möglichst wenig Säuren und Schlacken im Organismus entstehen läßt.

Keimling- und Sprossennahrung

Keimlinge sind eine hervorragende Ergänzung unserer Nahrung und sollten bei keiner Mahlzeit fehlen. Durch ihre unübertroffene Vitalität und Nährstoffdichte sind sie das beste, was uns die Natur zur Gesunderhaltung unseres Körpers anbietet. Keimlinge gehören zu der frischesten, hochwertigsten Nahrung, die so gut wie nicht umweltbelastet ist. Sie schmecken hervorragend und sind für jeden erschwinglich.

Schon nach 8 bis 12 Stunden Einweichzeit entfalten sich viele Enzyme, die als Katalysatoren für den Stoffwechsel unentbehrlich sind. Sie unterstützen die Verdauungsenzyme und regen die Zellerneuerung im Körper an.

Keimlinge unterscheiden sich von anderen Proteinlieferanten dadurch, daß ihr Protein schon durch Enzyme in Aminosäuren aufgespalten ist, man könnte sagen, daß das Protein schon vorverdaut ist und so vom Körper leicht verwertet werden kann. Während des Keimvorgangs findet durch die Enzyme eine Neusynthese essentieller Aminosäuren aus nicht essentiellen Aminosäuren statt. Zum Beispiel steigt bei Weizen nach 3 Tagen Keimdauer der Gehalt an Lysin um 38 % und an Threonin um 37 % an.

Der Vitamingehalt steigt auch während des Keimens beachtlich an. So erhöht sich zum Beispiel bei Weizen der Vit.-B_2-Gehalt um mehr als 300 %, der Vit.-B_6-Gehalt um 200 %, der Vit.-B_1-Gehalt nach einer Dauer von nur 6 Stunden um 50 %, der Beta-Karotin-Gehalt um bis zu 225 % und der Vit.-C-Gehalt auf 600 %.

Bemerkenswert ist auch, daß der Eisengehalt bei Weizenkeimlingen (ab dem 2. bis 3. Tag) auf 25 mg/100 g ansteigt. Bei Vit. E konnte in Nuß-, Kern- und Kornkeimlingen ein Zuwachs bis zu 300% festgestellt werden.

Gekeimte Getreidekörner sind nach 2 bis 3 Tagen genußfähig. Durch das Keimen (mindestens 2 Tage) verlieren sie ihre verschleimende und säurebildende Wirkung. Die Stärke wird größtenteils durch Enzyme in Maltose-Dextrin (Malzzucker) umgewandelt, das von unserem Organismus leicht verwertet werden kann.

Bei Hülsenfrüchten nimmt während des Keimprozesses der Gehalt an blähend wirkenden Kohlenhydraten (Stayose und Raffinose) um zirka 80% ab. Es wird auch keine Harnsäure bei der Verdauung von gekeimten Hülsenfrüchten gebildet. Beides macht sie deshalb wesentlich bekömmlicher als ungekeimte Hülsenfrüchte.

Keimnahrung läßt sich mühelos mit einem Zeitaufwand von je 3 Minuten morgens und abends in jedem Zimmer züchten. Die Anzucht von Keimen und Sprossen ist äußerst einfach. Die Samen werden gründlich gespült und über Nacht in der 2- bis 3fachen Menge klaren, mineralarmen Wassers in einem Einweck- oder Konservenglas eingeweicht. Am nächsten Tag verschließt man die Öffnung des Glases mit Gaze aus Nylon oder Gardinentüll und einem Gummiband (es gibt im Handel auch spezielle Keimgläser mit einem Schraubverschluß, der ein feines Sieb enthält).

Das Keimgut wird nun unter fließendem, lauwarmem Wasser mehrmals gespült. Dann gießt man das Wasser ab, läßt es abtropfen, damit das Keimgut nicht im Wasser liegenbleibt und erstickt oder zu faulen beginnt.

Anschließend stellt man das Glas an einen Platz, wo das Keimgut nicht dem direkten Sonnenlicht ausgesetzt ist und eine gleichmäßige Temperatur (zirka 20 Grad Celsius) herrscht. Morgens und abends, bei großer Wärme oder trockener Luft auch öfter, werden die Keime gründlich durchgespült. Leere Samenhülsen werden abgesiebt.

Das Keimen ist eine empfehlenswerte Möglichkeit, Hülsenfrüchte und Getreidegerichte ohne beziehungsweise mit nur geringer Hitzeeinwirkung (blanchieren, kurz dünsten) zuzubereiten. Dadurch sind die Vitaminverluste gering im Vergleich zu den sonst bei Hülsenfrüchten und Getreide üblichen Kochzeiten von einer halben bis mehreren Stunden.

Weizen, Dinkel, Hafer, Gerste, Buchweizen und Linsen können schon ab dem 2. Tag roh gegessen werden. Ihr Einweichwasser kann als gesundheitsfördernder Basentrunk verwendet werden, in dem wertvolle Vitamine, Minerale und Enzyme enthalten sind.

Besonders empfehlenswert zum Keimen sind:

Luzerne (Alfalfa), Mungobohne, Azukibohne, Linsen, Kichererbsen, Buchweizen, Sonnenblumenkerne, Weizen, Dinkel, Bockshornklee.

Sesam und Leinsamen läßt man nur 24 Stunden keimen. Sesam entwickelt sonst einen bitteren Geschmack.

Geschälte Sonnenblumenkerne, Kürbiskerne sowie Nüsse und Mandeln bieten schon nach dem Einweichen einen besonderen Genuß. Sie sollten spätestens nach 2 Tagen gegessen werden, da sie leicht zu faulen beginnen.

Erbsen und alle Bohnensorten (außer Mungobohnen) sollten vor dem Verzehr kurz angedünstet oder blanchiert werden, da sie in rohem Zustand gesundheitsschädliche Stoffe enthalten, die aber durch Erhitzen zerstört werden.

Bohnen und Getreidekeimlinge schmecken nußartig, wenn die Wurzeln nicht größer als das Korn sind. Wachsen sie weiter, verlieren sie an Geschmack und werden, wenn sie größer werden, leicht zäh. Zu groß gewordene Sprossen werden durch kurzes Garen in wenig Wasser mit Zugabe von Sojasoße oder Kräutersalz und Gewürzen zum wohlschmeckenden Sprossengericht. Alfalfa-, Bockshornklee- und Rettichsprossen sind nach 6 bis 7 Tagen am besten. Sie werden wie Körner angekeimt, nach dem 3. Tag dann auf 2 Gläser verteilt, damit die Sprossen, die sehr an Volumen zunehmen, sich ausbreiten und weiterwachsen können.

Sobald die kleinen, grünen Blättchen zu wachsen anfangen (nach 6 bis 7 Tagen), werden die Sprossen in einer großen, mit Wasser gefüllten Schüssel vorsichtig durchgerührt, damit sich die Samenhülsen lösen. Diese schwimmen an der Wasseroberfläche und können abgegossen werden, oder sie sinken auf den Grund der Schüssel. Man nimmt die Sprossen aus dem Wasser, läßt sie gut abtropfen und kann sie, wenn man sie nicht gleich verbraucht, in einem verschlossenen Glas im Kühlschrank bis zu einer Woche aufbewahren.

Jedes Keimgut kann mit Zugabe von Wasser, Obst- oder Gemüsesaft im Mixer verflüssigt werden, muß aber innerhalb von 10 Minuten verzehrt werden, da die Enzyme und Vitamine licht- oder sauerstoffempfindlich sind und bei längerem Aufbewahren verlorengehen.

Um die beste Qualität zu sichern und um chemisch behandelte Samen zu vermeiden, ist es ratsam, die Saat aus biologischem Anbau zu kaufen (im Reformhaus oder in entsprechenden landwirtschaftlichen Betrieben).

Bei der Anzucht von Keimlingen ist es wichtig, alle Gläser peinlich sauber zu halten, um mikrobielle Verunreinigungen und Schimmelpilzbefall zu vermeiden. Die Gläser sollten nach Gebrauch gut ausgewaschen, eventuell sogar ausgekocht werden.

Heilwirkungen von Lebensmitteln

«Eure Nahrungsmittel sollten eure Heilmittel – und eure Heilmittel sollten eure Nahrungsmittel sein.» *(Hippokrates)*

Viele Obst- und Gemüsesorten sind nicht nur äußerst wohlschmeckend, sondern haben erwiesenermaßen besondere Heilkräfte und werden deshalb auch oft als alte Hausmittel bei Krankheiten angewandt.

1. Früchte und Beerenobst

Die Ananas unterscheidet sich von anderen Früchten dadurch, daß sie ein Enzym (Aminosäure) enthält, das die Fähigkeit hat, Nahrungseiweiß in Aminosäuren aufzuspalten, das heißt die Eiweißverdauung einzuleiten.

Dies macht sie besonders wertvoll für magenschwache und magenkranke Menschen, um die Proteinverwertung zu erleichtern. Jede Erhitzung zerstört diese empfindlichen Enzyme, so daß die üblichen Ananaskonserven diese gesundheitsfördernde Wirkung verloren haben.

Der Apfel wird auch als König der Früchte bezeichnet. Er ist besonders reich an Mineralen, Vitaminen sowie an Pektin, an Gerbsäuren und ätherischen Verbindungen der Fruchtsäuren, die den angenehmen Duft bewirken.

Er enthält neben Natrium, Kalium, Calcium, Magnesium, Kieselsäure, Eisen, Kupfer, Phosphor, Schwefel, Chlor und Aluminium als Spurenelemente, die Vit. A, B1, B2, B3, B6, C und E.

Äpfel helfen gegen Nierenentzündungen, Wassersucht, Herz- und Gefäßerkrankungen. Sie senken durch ihren hohen Pektingehalt den Cholesterinspiegel und werden, regelmäßig jeden Tag genossen, als Vorbeugung gegen Herzinfarkt empfohlen. Feingeriebene Äpfel können schwere Magen- und Darmerkrankungen, selbst Ruhr und Paratyphus heilen. Eine Apfeldiät wirkt bei Durchfällen und befriedigt das Nahrungs- und Flüssigkeitsbedürfnis vollkommen. Wegen seines Eisen- und Phosphorgehaltes ist der Apfel empfehlenswert bei Blutarmut, bei Haut- und Haarproblemen und sehr wertvoll für die Nerven. Der Gerbstoffgehalt wirkt zusammenziehend und entzündungshemmend.

Apfelsaft (frisch oder mit höchstens 70 Grad pasteurisiert) ist nicht nur ein erfrischendes Getränk, sondern auch ein entspannend und beruhigendes Heilmittel bei Erkrankungen des zentralen Nervensystems. Er wirkt auch einer Stuhlverstopfung entgegen.

Aprikosen haben einen ausgesprochen hohen Vit.-A-Gehalt und beachtliche Mengen an Vit. B1, B2, B3 und Vit. C.

Der hohe Vit.-A-Gehalt macht die Aprikose wertvoll bei Funktionsstörungen der Haut und der Schleimhäute, bei Nachtblindheit, schlechter Wundheilung, Anfälligkeit gegen Infekte, Leberfunktionsstörungen und Wachstumsstörungen.

Die beste Verwendungsform sind die frischen Früchte oder eingeweichte Trockenfrüchte, die aber nicht gekocht werden dürfen.

Die Banane ist für Gesunde und Kranke eine Frucht mit einzigartigen Qualitäten. Sie ist sehr nährstoffreich, aber ihr Kohlenhydratgehalt besteht im Reifezustand der Banane nicht aus Stärke, sondern nur noch aus Frucht- und Traubenzucker. Sie ist deshalb leicht verdaulich und wird selbst von Kranken gut vertragen.

Bananendiäten haben eine starke Wirkung gegen Durchfall und können bei akuten Verdauungsstörungen, bei Darmentzündungen helfen. Bananen sind stark basenüberschüssig (Kalium, Magnesium) und reich an Vit. C. Sie wirken heilend bei Übersäuerung des Organismus.

Birnen haben neben einem außerordentlich hohen Mineralgehalt, ähnlich dem der Äpfel, das Pektin und eine Vielzahl von sekundären Pflanzenstoffen (Aromastoffe, Enzyme, Spurenelemente und andere Stoffe), die den gesundheitlichen Wert der rohen Früchte bestimmen. Durch den hohen Kaliumwert bei gleichzeitig niedrigem Natriumgehalt eignet sich die Birne besonders gut für eine kochsalzarme Diät. Sie wirkt entwässernd und ausschwemmend bei Kreislauf- und Nierenkranken. Ihr Pektin saugt Gifte im Darm auf und bringt sie zur Ausscheidung. Die Gerbsäuren haben eine entquellende und entzündungshemmende Wirkung auf die Schleimhäute des Magen-Darm-Kanals.

Datteln sind reich an Ballaststoffen, Fruchtzucker, Phosphor und Schwefel, reich an Vit. A, Vit. B_1 und Vit. B_2. Sie können bei Stuhlträgheit, Blutarmut, Leberfunktionsstörungen, bei Magen- und Darmerkrankungen helfen.

Erdbeeren sind besonders reich an basischen Mineralen. Sie wirken günstig auf die Darmfunktionen und die Verdauung. Erdbeerkuren (wiederholte Obsttage, an denen ausschließlich bis zu 1½ Kilogramm Erdbeeren gegessen werden) sind hilfreich bei Verstopfung, Hämorrhoiden, venösen Stauungen, Gelenkrheumatismus und Gicht sowie bei Nierenleiden. Durch ihren Mineral- und Vitaminreichtum regen sie den Stoffwechsel an.

Feigen mit ihrem hohen Gehalt an Calcium, Magnesium, Phosphor, Vit. B1, Vit. B2 und Vit. A heilen Knochen- und Nervenschäden und sind ein hervorragendes Mittel gegen Stuhlträgheit. Am besten sind natürlich die frischen Früchte, die bei uns aber nur selten zu haben und relativ teuer sind. Getrocknete Feigen sollten zur besseren Verdauung vor dem Verzehr eingeweicht und mit dem Einweichwasser genossen werden, damit sie dem Darm kein Wasser entziehen.

Heidelbeeren enthalten Fruchtsäuren, Gerbsäuren, Farbstoffe, Zuckerstoffe, ferner Pektin sowie Vit. A und Vit. C. Sie regen die Bauchspeicheldrüse an, haben antiseptische und entzündungshemmende Wirkung und sind in der Lage, Durchfall zu heilen. Heidelbeerkuren sind auch wirkungsvoll bei Spul- und Madenwurmbefall.

Himbeeren regen den Stoffwechsel an, helfen bei Stuhlverstopfung, Hämorrhoiden, Leber- und Nierenstörungen. Sie regen die Darmperistaltik an und entsäuern durch ihren Basenüberschuß das Gewebe.

Johannisbeeren (rote) sind reich an Fruchtsäuren, Vit. C, Vit. B1 und Niacin. Sie wirken appetitanregend, anregend auf die Drüsen der Verdauungsorgane und auf die Funktion des Dickdarms. Die Fruchtsäuren schützen das Vit. C vor Oxidation und unterdrücken krankmachende Bakterien.

Schwarze Johannisbeeren sind besonders reichhaltig mit dem Vit.-P-Komplex ausgestattet, der für die Widerstandskraft und Elastizität der Blut- und Kapillargefäße und zur Abwehr von Infektionen wichtig ist. Der Gehalt an Niacin liegt über dem Durchschnittsgehalt anderer Obst- und Gemüsesorten. Dadurch werden die Verdauungsfunktionen, das Nervensystem und eine gesunde Haut unterstützt. Durch den hohen Kaliumgehalt wirken sie im Organismus entsäuernd und entschlackend.

Mehrmals täglich ein Glas schwarzer Johannisbeersaft ist durch den Gerbstoff- und Farbstoffgehalt ein hervorragendes Hilfsmittel bei Durchfallerkrankungen.

Kirschen wirken besonders auf den Magen-Darm-Kanal, auf die Leber und Bauchspeicheldrüse. Sie sind besonders reich an Vit. A und an Fruchtzucker, was ihnen einen hohen Sättigungswert gibt. Ihre Fruchtsäuren wirken bakterienhemmend, desinfizierend, sekretions- und verdauungsfördernd. Frische Kirschen beseitigen Darm- und Stuhlträgheit und können als Kirschenkur Fettsüchtigen, die abnehmen wollen, bei der Gewichtsabnahme helfen.

Melonen mit ihrem ausgesprochen hohen Vit.-A- und Folsäure-Gehalt unterstützen die Blutbildung, wirken blutreinigend und harntreibend. Deshalb haben sie eine günstige Wirkung bei Nierenleiden, Rheumatismus und Gicht.

Achtung! Melonen sollten nur für sich alleine und auf nüchternen Magen gegessen werden, da sie schneller als jedes andere Obst verdaut werden. Mit anderem Obst zusammen oder nach einer Mahlzeit genossen, liegt die Melone länger als nötig im Magen und Darm, kann in Gärung übergehen und dadurch unverträglich werden.

Oliven gehören zu den Ölfrüchten und unterstützen die Leber bei ihrer Entgiftungsarbeit.

Papaya besitzt viele segensreiche Heilkräfte. Der Wirkstoff Papain hat außer seiner krebshemmenden Eigenschaft eine stark entschlackende und entgiftende Wirkung auf alle Organe. Papaya ist besonders empfehlenswert gegen Ablagerungen in den Arterien, bei Entzündungsherden, Darmverschlackung und Stoffwechselstörungen.

Der hohe Gehalt der Vitamine A, C und E unterstützt den Aufbau und die Regeneration der Zellen. Papaya, besonders mit ihren Kernen, wirkt desinfizierend, tötet Bakterien und Parasiten ab.

Pfirsiche sind in ihrem Energie- und Wirkstoffgehalt ähnlich der

Aprikose. Sie haben appetitanregende Wirkung und unterstützen die Verdauungsarbeit.

Pflaumen und Zwetschgen ähneln im Mineralgehalt den Birnen und können durch ihren geringen Natrium- und hohen Kalium- und Phosphorgehalt bei Kreislauf-, Nieren-, Lebererkrankungen den Organismus wirksam unterstützen. Pflaumen, frische wie getrocknete, die aber 5 bis 10 Stunden eingeweicht werden sollten, helfen als mildes, unschädliches Abführmittel gegen Stuhlträgheit und Verstopfung. Die starke Quellfähigkeit des Pektins erweicht den Stuhl, so daß eine bessere Darmentleerung ermöglicht wird.

Sanddornbeeren sind durch ihren hohen Vit.-C-Gehalt besonders geeignet, Mangelzustände (Frühjahrsmüdigkeit, Anfälligkeit für Infektionen usw.) zu beheben. Sanddornbeeren und der Saft daraus unterstützen den Kreislauf und Stoffwechsel und helfen bei Nierenfunktionsschwäche und Stauungen im Bindegewebe durch ihre wassertreibende Wirkung. Sie stärken den Organismus bei Schwächezuständen, in der Rekonvaleszenz und bei großen Anstrengungen. Ihre günstige Wirkstoffkombination lindert auch alle rheumatischen und allergischen Leiden.

Stachelbeeren haben durch ihren Zellulosegehalt, ihre Fruchtsäuren und ihren Fruchtzucker eine darmreinigende, blutreinigende, harntreibende und ausschwemmende Wirkung. Durch ihr Vit. C und ihren hohen Mineralgehalt, besonders Eisen, Phosphor, Calcium und Natrium, regen sie zur Blutneubildung an.

Weintrauben haben stark blutreinigende und entschlackende Wirkung, besonders wenn sie als Kur angewendet werden. Zur Traubenkur verwendet man nur schöne reife Beeren. An den sogenannten «Traubentagen» genießt man 1 bis 2 Kilogramm reife Weintrauben und verzichtet auf jegliche andere Nahrung. So angewendet haben Trauben entsäuernde und entschlackende Wirkung auf den Organismus.

Zitrusfrüchte (Orangen, Zitronen, Grapefruits usw.) sind besonders reich am Vit.-P-Komplex (Bioflavonoide, Vit. C, Rutin). Sie haben heilende Wirkung bei mangelhafter Wund- und Knochenheilung, Infektanfälligkeit, Kapillarbrüchigkeit, Neigung zu Blutungen, Zahnfleischerkrankungen, Schwäche und Mattigkeit (Frühjahrsmüdigkeit). Zitronenkuren wurden auch erfolgreich gegen Nierensteine eingesetzt.

Nochmals muß betont werden, daß Früchte nur auf leeren Magen und nur für sich alleine gegessen werden sollten, da sie sonst zu lange in Magen und Darm liegenbleiben, zu gären anfangen und dadurch ihre heilende Wirkung verlieren. Sie sollten auch, um ihre volle Wirkung zu erhalten, nicht erhitzt werden.

2. Gemüse

Artischocken wirken durch ihren Inhaltsstoff Cynarin vor allem anregend auf die verschiedenen Leberfunktionen, besonders die Entgiftungsfunktion und die Gallenbildung. Durch ihre Bitterstoffe wird mit der Magensaftbildung die Verdauung angeregt. Auch wird die Blutbildung und Blutzirkulation gefördert und die Blutfettwerte (Cholesterin) gesenkt. Dies macht sie zu einem wirkungsvollen Vorbeugemittel gegen Arteriosklerose beziehungsweise gegen Verkalkung von Herz, Blutgefäßen und Gehirn wie gegen Gallensteine, die zu 80 % aus Cholesterin bestehen.

Bohnen haben einen hohen Mineralgehalt – besonders Calcium, Magnesium, Eisen, Kupfer, Mangan –, der für die Blutbildung notwendig ist. Der beachtliche Gehalt an Vit. B_1 und Vit. B_2 unterstützt alle Nervenfunktionen. Der außerordentliche Gehalt an Niacin ist für den Kohlenhydrat- und Fettstoffwechsel von Bedeutung. Niacin ist an der Bildung neuer roter Blutkörperchen beteiligt und unentbehrlich für die normale Funktion der Verdauungsorgane, der Haut und des Nervensystems.

Durch den hohen Gehalt an Pantothensäure unterstützen Bohnen den Eiweiß- und Fettstoffwechsel, die Entgiftung, schützen die Haut und Schleimhäute vor Infektionen und normalisieren den Stoffwechsel. Pantothensäure beeinflußt das Wachstum und die Pigmentierung der Haut und der Haare.

Da Niacin wie auch Pantothensäure eine besondere Rolle bei Haarerkrankungen spielen, sollten Bohnen besonders bei Haarausfall, schlechter Haarqualität (Brüchigkeit, Trockenheit), bei Haarergrauen und bei Schuppenbildung bevorzugt werden. Die Bohnenhülsen (Schalen der reifen Früchte) haben wasserausscheidende, entschlackende und blutzuckersenkende Wirkung und sind deshalb als Blutreinigungstee gut geeignet.

Fenchel wirkt krampflösend und verdauungsfördernd, verhindert Gärungen im Darm und hilft gegen Blähungen.

Gurken besitzen sehr viel Vit. C, haben wassertreibende, entsäuernde und entschlackende Wirkung. Dadurch sind sie hilfreich bei Nieren- und Blasenleiden und sollten von Menschen, die an Gicht oder rheumatischen Erkrankungen leiden, öfter verwendet werden. Gurken helfen, innerlich wie äußerlich angewendet, bei Unreinheiten der Haut.

Karotten (Möhren, Gelbe Rüben) sind wertvolle Vitamin- und Mineralspender. Außerordentlich hoch ist der Gehalt an Karotin, einer Vorstufe des Vit. A. Dadurch hat die Karotte eine blutbildende, wachstumsfördernde und abwehrsteigernde Wirkung, eine regulierende Funktion für Haut und Schleimhäute, für den Stoffwechsel der Leber, Schilddrüse und andere Hormondrüsen und eine unterstützende Funktion für die Augen und die Sehkraft. Ihre ätherischen Öle wirken gegen Spul- und Madenwurmbefall. Um Wurmbefall zu beseitigen, ißt man für die Dauer von 24 Stunden ausschließlich geriebene Karotten.

Frischer Karottensaft ist eine Heilkost bei Augenkrankheiten, bei Nachtblindheit, bei Haut- und Haarproblemen, bei Menstruationsbeschwerden wie Schmerzen in den Brüsten, Schlaflosigkeit, depressive Verstimmungen, ferner bei chronischen Nasen- und Nebenhöhlenkatarrhen und mangelnder Abwehr bei Infekten. Eine Karottendiät ist durch die besonders darmschonenden Ballaststoffe bei Neigung zu Magen-Darm-Schleimhautentzündungen sehr geeignet. Sie entlastet Kreislauf und Verdauung.

Knoblauch zählt zu den ältesten Heilpflanzen und Gewürzen. Er senkt Blutfettwerte und Cholesterinspiegel und beugt auf diese Weise Arterienverkalkung vor. Verantwortlich dafür ist der Wirkstoff Allicin, der in allen Laucharten, aber in besonderem Maße in Knoblauch und Bärlauch enthalten ist.

Knoblauch erweitert die Blutgefäße, wirkt antibiotisch auf schädliche Darmbakterien, beseitigt Gärungsprozesse im Darm und Blähungen und stärkt die Verdauung. Knoblauch verteibt, ähnlich wie Karotten, Spul-, Maden- und Bandwürmer.

Kohl und Kohlsaft besitzen einen Wirkstoff, der bei Magen-Darm-Schleimhautentzündungen und -Geschwüren heilsam ist. Er wurde von seinem Entdecker Anti-Ulkus-Faktor (Anti-Geschwür-Faktor) genannt. Dieser Wirkstoff ist hitzeempfindlich und geht durch Kochen verloren. Deshalb ist bei oben genannten Krankheiten nur der rohe Kohl und der Saft daraus sowie unerhitztes Sauerkraut wirksam.

Sauerkraut verhindert durch seine Minerale und seinen hohen Vit.-C-Gehalt die Mangelerscheinungen von Vit. C, unterstützt die Blutbildung, Blutreinigung und die Wundheilung. Es hat bakterienhemmende und verdauungsfördernde Wirkung.

Sauerkrautsalat

Rohes Sauerkraut «vom Faß» wird kleingeschnitten, nachdem der Saft ausgedrückt wurde, damit er beim Schneiden nicht verlorengeht. Nach dem Schneiden wird der Saft wieder zugegeben. Dann werden kleingewürfelte Zwiebeln, etwas kaltgepreßtes Öl, Wacholderbeeren, etwas Dill oder Kümmel hinzugefügt. Man kann dem Kraut auch geriebenen Apfel, geriebene Rote Bete oder etwas Meerrettich beifügen.

Kürbis wirkt blutdrucksenkend, harntreibend, stuhlfördernd, dadurch blutreinigend und entgiftend. Bei Nieren- und Herzleiden ist der Kürbis eine hervorragende Unterstützung des Organismus, ebenso bei Verstopfungsneigung und Hämorrhoiden.

Lauch regt durch sein Lauchöl die Drüsen des Magen-Darm-Kanals und damit den Appetit an. Er hat eine vorteilhafte Wirkung auf die Verdauung, die Niere, Blase und Harnwege so wie die Atemwege. Er wirkt bakterienhemmend und entgiftend.

Linsen haben wie die weißen Bohnen einen hohen Gehalt an Eisen, Phosphor, Magnesium, Calcium, Vit. A, B_1, B_2, Niacin und Lezithin. Eisen ist notwendig für die Zellatmung und Blutbildung. Phosphor für den Aufbau und die Gesunderhaltung von Knochen und Zähnen wie für die Leistungsfähigkeit der Muskeln. Die Vitamine der B-Gruppe sind für Stoffwechsel und Nerven unentbehrlich.

Meerrettich regt durch seine Wirkstoffe, besonders durch das Senföl, sämtliche Drüsen des Magen-Darm-Kanals, einschließlich der Leber und Bauchspeicheldrüse, an, so daß er erfolgreich bei Verdauungsschwäche angewendet werden kann. Er regt die Nieren an und wirkt gleichzeitig heilend bei bakteriellen Infektionen der Nieren, des Nierenbeckens und der Harnwege. Durch seine bakterienhemmende und schleimverflüssigende Wirkung unterstützt er den Körper bei Rachen-, Bronchial- und Lungenkatarrh wie bei Mandelentzündung.

Meerrettich hat eine günstige Wirkung auf die Pumpbewegungen der Darmzotten, die sich rhythmisch zusammenziehen und dadurch eine Pumpwirkung auf Blut und Lymphe ausüben.

Paprika (rot) wirkt durch sein Beta-Karotin der Arterienverkalkung entgegen. Der Wirkstoff Capsidiol (der Stoff, der ihm die Schärfe gibt) macht das Blut flüssiger und verhindert Blutgerinnsel. Paprika, regelmäßig gegessen, beugt auf diese Weise Herzinfarkt und Schlaganfall vor, wirkt desinfizierend auf Mundhöhlen- und Magenschleimhaut. Gemüsepaprika mit hohem Vit.-C-Gehalt wirkt unterstützend bei Magen- und Darmerkrankungen.

Rote Bete mit ihrem hohen Mineralgehalt hat harntreibende, ausschwemmende, blutreinigende und blutbildende Wirkung. Durch ihren Farbstoff Betanin wirkt sie auch bakterienhemmend, als Leberschutz, krebshemmend und allgemein den Stoffwechsel anregend. Rote Bete und Rote-Bete-Saft unterstützen die Selbstheilungskräfte der Leber.

Tomaten haben einen außergewöhnlich hohen Vitamingehalt (besonders Vit. A, B, C und E) und neben anderen Mineralen und Spurenelementen auch seltener vorkommende, wie Radium, Eisen, Kupfer, Bor, Nickel und Kobalt. Dadurch haben Tomaten vielseitige Schutzeigenschaften für den Körper, zum Beispiel zur Verhütung von Infektanfälligkeit und Blutarmut. Sie wirken harntreibend, blutreinigend und blutbildend.

Schwarzwurzeln wird eine nervenberuhigende Wirkung zugesprochen. Abkochungen aus Schwarzwurzeln werden in der Volksmedizin als Wundheilmittel benutzt. Die Wirkung beruht auf dem Gehalt an Allantoin, der die Zellneubildung fördert sowie den Wundschmerz hemmt.

Sellerie mit seinen ätherischen Ölen regt die Nieren an und unterstützt dadurch die vermehrte Ausscheidung von giftigen Stoffwechselrückständen. Deshalb die günstige Wirkung bei Gicht und Rheumatismus, bei Nervenschwäche und Depressionen, die eine Folge der Übersäuerung des Organismus sind.

Außerdem besitzt Sellerie neben einer Vielzahl von Inhaltsstoffen Hormone, die insulinartig wirken (Glukokinine), so daß er insulinsparend bei der Behandlung von Zuckerkrankheit eingesetzt werden kann.
Sellerie ist in der Volksmedizin auch als Potenzmittel bekannt. Die beruht auf Inhaltsstoffen, die ähnlich wie Sexualhormone wirken.

Spargel hat durch seine Inhaltsstoffe Asparagin, Coniferin, Vanillin, Methylmerkaptan und ätherische Öle heilkräftige Wirkung auf die Nieren. Er regt die Nieren zur Wasserausscheidung an und hilft bei entzündlichen Erkrankungen der Nieren. Spargel fördert durch seinen hohen Zelluloseanteil die Verdauung und beschleunigt die Arbeit des Dickdarms.

Spinat enthält große Mengen an Vitaminen (A, B1, B2, C), besonders viel Vit. A, das Schutzwirkung für Haut und Schleimhäute besitzt. Spinat fördert die Funktion der Leber und sorgt für einen guten Stuhlgang. Durch seinen Wirkstoff Sekretin regt er die Bauchspeicheldrüse an. Sein hoher Folsäuregehalt ist wichtig für die Blutbildung und zur normalen Funktion des Verdauungsapparates.

Zwiebeln sind ein altbewährtes Hausmittel, sie haben einen besonders hohen Heilwert. Sie wirken durch die ätherischen Öle, Lauch- und Senföle, sowie durch den organisch gebundenen Schwefel bakterienhemmend und anregend auf die Verdauungsorgane mit ihren Drüsen (Leber, Gallenblase, Bauchspeicheldrüse). Die Wirkstoffe der Zwiebel können in besonderem Maße die Sekretinbildung (Hormon der Zwölffingerdarmschleimhaut) fördern und damit eine gute Funktion der Bauchspeicheldrüse unterstützen. Zwiebeln sind durch ihre harntreibende Wirkung hilfreich bei Kreislauf- und Nierenerkrankungen. Durch ihre entschlackende und ausschwemmende Wirkung können Zwiebeln selbst bei Zellulitis helfen.

Man sollte dafür den Saft einer großen feingeschnittenen Zwiebel trinken, die mit einen halben Liter Wasser überbrüht und 8 bis 10 Stunden (über Nacht) stehengelassen wurde. Bewährt hat sich auch die Verwendung der Zwiebel bei der Beseitigung von Spul- und Madenwürmern.

Auf Grund ihrer desinfizierenden, bakterienhemmenden und durchblutungsfördernden Wirkung ist sie, äußerlich angewendet, sehr hilfreich bei Furunkeln, Abszessen, Entzündungen, Frostbeulen, Quetschungen und Infektionen. Bei Bienen- und Wespenstichen ist Zwiebelsaft ein «Wundermittel». Durch Auflegen einer angeschnittenen Zwiebel kann meist eine starke Schwellung verhindert werden.

3. Salate

Grüne Salate mit ihrem Reichtum an Chlorophyll, Mineralen, Vitaminen und Spurenelementen bilden eine besonders wertvolle Schutznahrung für unseren Organismus, die wichtig zum Aufbau gesunder Zellen und zur Blutbildung ist.

Brunnenkresse ist sehr vitaminreich (A, C, D, E) und verhütet besonders im Vorfrühling Vitaminmängel. Sie wirkt blutreinigend. Durch den Gehalt an Senföl werden Verdauung und Nieren angeregt. Der Gehalt an Jod, Eisen und anderen Mineralen macht sie wertvoll für eine gesunde Funktion der Schilddrüse. Als Blutreinigungsmittel entsaftet man die ganze Pflanze und trinkt dreimal täglich 1 Eßlöffel frischen Saft, verdünnt mit einem Glas Wasser.

Chicorée regt die Galle, den Appetit und die Funktion der Leber an.

Endiviensalat wirkt gallenfördernd, appetitanregend und harntreibend.

Gartenkresse reinigt das Blut und regt die Blutbildung an.

Kapuzinerkresse hat bakterienhemmende Wirkung und kann als natürliches Antibiotikum zur Bekämpfung von Infektionen eingesetzt werden.

Kopfsalat wirkt beruhigend auf die Nerven und krampflösend.

4. Nüsse und Kerne

Mandeln haben einen besonders hohen Nähr- und Heilwert. Sie besitzen neben ihrem Eiweiß- und Fettgehalt eine Vielzahl von Mineralen wie Calcium, Magnesium, Eisen, Mangan, Phosphor und Schwefel. Mit ihrem hohen Vitamingehalt, besonders Vit. A, B_1, B_2 und Pantothensäure, sind sie deshalb wertvoll für den Aufbau von Haut, Haaren, Nägeln, Zähnen und Knochen.

Mandelmilch ist eine besonders gut verträgliche Aufbaukost in der Säuglingsernährung, wie auch eine Kraftnahrung für Erwachsene.

Hierfür werden 150 Gramm über Nacht eingeweichte Mandeln kurz mit heißem Wasser überbrüht, so daß sich die Kerne aus den Schalen drücken lassen. Dann werden die Mandeln mit einem halben Liter Wasser im Elektromixer verflüssigt.

Kokosnuß hat auf Grund ihres Magnesiumgehaltes in Verbindung mit Calcium, Kalium und Vit. D einen günstigen Einfluß auf Haut, Haare und Nägel sowie auf den Zahnschmelz.

Sesam enthält außerordentlich viel Calcium, außerdem Magnesium, Kalium und Eisen. Der Tagesbedarf von 400 Milligramm Calcium ist mit zirka 40 Gramm frisch gemahlenem oder über

Nacht eingeweichtem Sesam gedeckt. Deshalb ist Sesam besonders wertvoll für den Aufbau von Zähnen, Knochen, Haut und Haaren, für Muskeln und für die Funktion des Nervensystems. Sesam-Buchweizen-Milch liefert mit ihrem hohen Calcium-, Magnesium- und Vit.-C-Gehalt eine ausgezeichnete Knochen-, Muskel-, Nerven- und Gehirnnahrung.

Hierfür werden 60 Gramm über Nacht eingeweichter Buchweizen mit 40 Gramm frisch gemahlenem Sesam und ¼ Liter Wasser im Mixer verflüssigt.

Sonnenblumenkerne und Sonnenblumenöl (kaltgepreßt) sind reich an Vit. B_1, Lezithin und Vit. E sowie an Linol- und Linolensäure. Sie unterstützen den Organismus bei Hauterkrankungen (zum Beispiel Ekzeme, Furunkulose, Milchschorf), bei Leber- und Gallenleiden und bei Stoffwechselstörungen, die mit schlechter Sauerstoffaufnahme einhergehen.

Jedes Lebensmittel hat auf Grund seiner Inhaltsstoffe eine besondere Wirkung. Diese ist immer vom gesamten Komplex an verwertbaren Aminosäuren, Spurenelementen, Vitaminen, Mineralstoffen und sekundären Pflanzenstoffen (Aromastoffe, Farbstoffe und Fruchtsäuren der Pflanzen) abhängig.

Manche Lebensmittel mit bestimmten Heilwirkungen können wir nutzen, um uns im körperlichen und seelischen Gleichgewicht zu halten oder um es wieder herzustellen. Ist unser Organismus auf Grund eines Mangels an Nährstoffen aus dem Gleichgewicht geraten, erscheint es uns sinnvoll, zu versuchen, den Mangel durch die Verwendung von Lebensmitteln auszugleichen, die in besonderem Maße diese Stoffe enthalten.

Natürliche Gewichtsabnahme

Wenn es Ihnen nach der Lektüre der vorangegangenen Kapitel gelingt, Ihre Eßgewohnheiten umzustellen, wird dadurch die innere Ordnung wiederhergestellt, und Sie werden von selbst abnehmen. Als wir nach der Lektüre verschiedenster Bücher unsere Eßgewohnheiten geändert hatten, nahmen wir jeweils wie von selbst etwa zehn Kilogramm ab.

Durch die intensive Auseinandersetzung mit dem Thema sind wir auf sehr einfache Grundregeln und Verhaltensweisen gestoßen, die es jedem ermöglichen, innerhalb von kurzer Zeit abzunehmen und, was sehr wichtig ist, das Gewicht zu stabilisieren – wenn man nicht wieder in alte, unvernünftige, der Körperharmonie entgegengesetzte Gewohnheiten verfällt.

Heutzutage sind die biochemischen Vorgänge beim Fettstoffwechsel auch wissenschaftlich geklärt. Die in den vorangehenden Kapiteln dargelegten Erfahrungswerte bezüglich einer die Körperfunktionen unterstützenden Ernährung decken sich mit diesen wissenschaftlichen Erkenntnissen.

Seit Beginn der 90er Jahre kann man durch High-Tech-Analysegeräte wie mit einer Lupe in das Stoffwechselgeschehen blicken, wobei man im Bereich von Billiardstelgramm messen kann. Man hat herausgefunden, daß ein normal schlanker Mensch 170 000 Kalorien Fett in seinen Fettzellen gespeichert hat. Trotzdem funktioniert der Stoffwechsel in einer Weise, daß möglichst viel Fett zuerst an Bauch und Hüften eingelagert wird, damit in Notzeiten genügend Energiebrennstoff zur Verfügung steht. Vorwiegend aus

Kohlenhydraten werden in jeder Minute Billionen und Aberbillionen von Fettmolekülen produziert und über das Blut ins Fettgewebe geschickt, zuerst an Bauch, Hüften und Gesäß.

Warum bringen nun die Abmagerungskuren, die versuchen, mit reduzierten Kalorien das Körpergewicht zu senken, keinen bleibenden Erfolg? Ganz gleich, ob «Nulldiät», «FdH» oder 1000-Kalorien-Kur, alle haben den gleichen Nachteil: Der Körper stellt sich auf das verringerte Nahrungsangebot ein, schaltet auf Sparflamme und kommt auch mit dem wenigen aus. Nach der Kur setzt der auf Sparflamme geschaltete Körper bei normaler Nahrungsmenge Fett an, um für die kommenden mageren Zeiten gewappnet zu sein. Auf diese Weise setzt man den sogenannten Grundumsatz herunter und braucht immer weniger zu essen, um schnell das alte Gewicht und noch mehr wieder zu haben.

An diesem Vorgang des Fetteinbaus (Lipogenese) sind Enzyme, Hormone (in besonderem Maße das Insulin) und Trägerproteine beteiligt. Er wird durch die Leber gesteuert. Diese produziert vorwiegend aus Kohlenhydraten ständig Fettmoleküle (Triglyzeride), die über die Blutbahn ins Fettgewebe gelangen. Diese Fettzellen sind unersättlich und können in ihrer Masse beim Menschen 100 Kilogramm und mehr ausmachen. Das Insulin, das zur Verwertung von Kohlenhydraten von der Bauchspeicheldrüse produziert wird, verhindert den Abbau der Fettzellen. Übergewichtige haben meist einen leicht erhöhten Insulinspiegel im Blut. Deshalb nehmen dicke Menschen oft schwer ab, trotz verringerter Nahrungszufuhr.

Dem Fetteinbau (Lipogenese) steht die Fettfreisetzung (Lipolyse) gegenüber, an der verschiedene Aminosäuren, Hormone, besonders Streßhormone (zum Beispiel Adrenalin, Noradrenalin, Prolactin, Glukagon und Wachstumshormone) beteiligt sind.

Um Gewicht abnehmen zu können, muß das Fett aus den Speckpolstern heraus und durch das Blut in die Körperzellen transportiert werden, um dort zu verbrennen. Der Fetteinbau muß gestoppt und das Insulin, das eine Art Schutzmacht der Fettzellen bildet, verringert werden.

Dies kann einfach durch verminderte Aufnahme von Kohlenhydraten erreicht werden, das heißt kein Alkohol, kein Zucker. Und wenig und nur vollwertiges Getreide oder Produkte daraus sollten gegessen werden.

Nicht mit Hungern erreicht man das Ziel der Gewichtsabnahme, sondern durch eine Umstellung der Ernährung und durch ausreichend Bewegung. Bewegung ist das A und O, um Energie zu verbrennen und den Stoffwechsel anzuregen, um Fett loszuwerden. Wenn Ihre großen Muskelgruppen in Bewegung sind, so ist das der schnellste Weg, um eine Gewichtsabnahme zu unterstützen. So verbrennt man zum Beispiel in 30 Minuten 200 Kalorien beim Treppensteigen, in 30 Minuten 300 Kalorien beim Laufen, in 30 Minuten 300 Kalorien beim Fahrradfahren auf flachen und hügeligen Strecken.

Tips zum sicheren Abnehmen
1. Trinken Sie morgens möglichst viel.
   Trinken unterstützt die Ausschwemmung der angesammelten Schlacken, am besten Kräutertee oder nach der ayurvedischen Heilkunst gekochtes, noch sehr heißes Wasser.
2. Morgens Obst zum Frühstück essen, damit unterstützen Sie die Ausscheidungsphase.
   Ihr Körper erhält die benötigten Mineral- und Vitalstoffe, um fit für den Tag zu sein. Sie selbst fühlen sich leicht und brauchen nicht gleich einen Kaffee, um erst richtig in Schwung zu kommen. Probieren Sie es aus. Es funktioniert. Sie können einige köstliche Obstsorten kleinschneiden, einen Schuß Sahne dazugeben, vielleicht auch 1 bis 2 Eßlöffel gemahlene Nüsse.
3. Wer abnehmen will, sollte wenig Brot essen, und vor allem abends gar keines.
   Denken Sie daran, daß Brot vom Körper am liebsten direkt in Fett umgewandelt wird, da aus Kohlenhydraten Fettmoleküle produziert werden.
4. Auf Zucker und Süßigkeiten sollte man vollkommen verzichten.

Hier gilt wieder die Fettproduktion aus Kohlenhydraten. Süßes Obst und Trockenfrüchte sind ein gesunder Ersatz, wenn man Lust auf etwas Süßes hat, und der Körper wandelt sie ganz sicher nicht in Fett um.

5. Essen Sie mittags und abends nach den Regeln der Lebensmittelkombinationen.

So unterstützen Sie Ihren Körper optimal bei der Stoffwechselarbeit. Also ganz einfach: Salate, Gemüse zu Kartoffeln, Reis, Getreide; Salat und eine köstliche Gemüseplatte; Eiweiß (Quark, Käse, vegetarische Produkte: Tofu, Seitan usw.) zu Gemüse, Salat; schwer zu verarbeiten für den Körper ist die Zusammenstellung Eiweiß – Kohlenhydrate (siehe Kapitel 7).

6. Halten Sie sich an die körpereigenen Rhythmen.

Unterstützen Sie morgens die Ausscheidung, belasten Sie abends den Körper nicht mit einem schweren Essen. Je später Sie essen, desto sicherer ist, daß am nächsten Morgen die Waage keine Gewichtsabnahme zeigen wird. Wenn es Ihnen gelingt, Ihre letzte Mahlzeit gegen 6 Uhr einzunehmen, können Sie ziemlich sicher sein, daß Sie am nächsten Morgen weniger wiegen.

Tips vom Biochemiker

1. Essen Sie abends, bevor Sie schlafen gehen, zirka 40 Gramm Eiweiß (für Vegetarier etwa 40 Gramm Frischkäse, Quark oder Tofu) und Vit. C (eine ganze Zitrone oder den Saft einer Zitrone).

Dadurch wird die Hirnanhangdrüse nachts angeregt, Wachstumshormone auszuschütten. Diese gehören zu den fettabbauenden Hormonen und unterstützen die Gewichtsabnahme. Durch die Wachstumshormone wird die Hirnanhangdrüse stimuliert, die etwa 70 Minuten nach dem Einschlafen mit der Produktion von Wachstumshormonen beginnt, die benötigt werden, um Energie für den Organismus in der Nacht zur Verfügung zu stellen, denn auch in der Schlafphase benötigen die Körperzellen Energie. Die Wachstumshormone strömen zusammen mit den Streßhormonen zu den Fettzellen und befreien sozusagen das Fett. Hat Ihr Körper die nötigen Stoffe von Ihnen zur Verfügung gestellt bekommen, wird er im Schlaf Ihr Gewicht reduzieren.

Sie glauben es nicht? Probieren Sie es aus! Kaufen Sie sich eine Digitalwaage, wiegen Sie sich morgens und abends. Sie werden sehen, welchen Spaß es macht, während des Schlafes abzunehmen.

Vergessen Sie nie: Unser Körper will immer ein harmonisches Gleichgewicht herstellen, Sie müssen ihn unterstützen; nur Sie können ihm geben, was er benötigt, damit Sie gesund und fit sind.

2. Essen Sie täglich vier ganze Zitronen samt Fruchtfleisch. Die Bioflavonoide im Fruchtfleisch bringen Ihre Fettschmelz-hormone in Schwung. (Dies ist ein Tip für alle, die es wirklich ernst meinen.) Für die Herstellung von Hormonen, die die Ver-brennung der Fettmoleküle entzünden, wird Vit. C benötigt. Probieren Sie es aus, und vergessen Sie nicht: Sauer macht lu-stig.

3. Verwenden Sie auf jeden Fall die sogenannten kaltgeschlagenen Öle und die ungesättigten Fette, das sind Fette, die bei der Her-stellung nicht erhitzt werden. Sie enthalten Biostoffe, die den Stoffwechsel unterstützen. Da-durch wird das Fett besser verarbeitet, ein großer Teil wird erst gar nicht in die Fettpolster eingebaut. Alle Fette oder Lipide brauchen einen niedrigen Schmelzpunkt, um im Stoffwechsel gut verarbeitbar zu sein. Deshalb sind Pflanzenöle, die flüssig bleiben, für unseren Fetthaushalt viel besser. Die Fettsäuren aus den Pflanzenölen und ungesättigten Fetten werden schon in der Darmschleimhaut an Albumine (Bluttransportkörper) ge-bunden und sofort zur Energiegewinnung ins Körpergewebe geschickt. Sie können sich also gar nicht in irgendwelche Fett-zellen einnisten.

Achten Sie beim Kauf von Fetten auf die Aufschrift. Im Re-formhaus und in Naturkostläden können Sie sichergehen, daß Sie die richtigen Fette erhalten.

4. Stabilisieren Sie Ihr Gewicht, das heißt, Sie sollten es etwa 6 Wochen halten, wenn Sie es einmal reduziert haben.

Dadurch wird die sogenannte LPL-Aktivität (Lipo-Protein-Lipasen sind Enzyme) auf niedrigem Niveau gehalten. Die aktiven LPL sorgen normalerweise für den Einbau der neuen Fette ins Fettgewebe. Menschen mit Übergewicht haben mehr LPL-Aktivität als schlanke Menschen. Deswegen nehmen Sie zum Beispiel zu, wenn sie Kuchen und Süßes essen, während schlanke Menschen jede Menge davon problemlos aufnehmen können. Wenn es Ihnen gelingt, das Gewicht zu halten, haben Sie dann das alte verdrehte Muster Ihres Stoffwechsels durchbrochen, und die Fettmoleküle fließen aus dem Fettgewebe in die Muskelzellen, wo sie auch hingehören, um zu Energie verbrannt zu werden.

Wenn Sie die vorangegangenen Regeln und Tips beachten, wird es von nun an leicht sein, wenn Sie etwas zugenommen haben, schnell wieder einige Kilos abzunehmen.

Alle Stoffe, die ein Abnehmen unterstützen, finden wir in einer lebendigen, Lichtenergie tragenden Nahrung, die wir uns überall besorgen können. In fast allen Städten finden sich heute Wochenmärkte, auf denen die frischen Waren, die im Umland heranwachsen, gekauft werden können. Meist gibt es auch Stände, die biologische Waren anbieten.

Hört sich alles etwas kompliziert für Sie an? Dann hier noch einmal ganz einfach:
Mehrere Freunde von uns waren sehr übergewichtig und taten sich schwer mit dem Abnehmen. Eine Diät nach der anderen wurde durchgeführt mit dem Ergebnis, daß sie danach um so schneller wieder mehr wogen als zuvor. Warum, das wissen Sie, nachdem Sie dieses Kapitel gelesen haben.
Immer wieder betonten wir, wir wüßten ganz einfache, hundertprozentig wirksame Regeln. Von den vielen Diäten genervt, waren sie eines Tages bereit, auszuprobieren, was wir vorschlugen.

Morgens möglichst viel trinken, vormittags zum Frühstück köstliches Obst essen, mittags Salat, Gemüse und Kartoffeln oder Reis oder Nudeln; oder Tofu- und Sojaprodukte zu Salat und Gemüse, abends ebenfalls ein Gericht aus der Kombination der gleichen Lebensmittel. Auf keinen Fall Brot essen. Man braucht nicht auf die Mengen achten und kann sich satt essen. Das ist alles.

Diese Ratschläge wurden befolgt und brachten in einem Fall 10 Kilogramm Gewichtsverlust in fast 3 Monaten. Im anderen Fall 20 Kilogramm Gewichtsverlust und im dritten Fall 15 Kilogramm. In allen Fällen war es nicht schwer, abzunehmen.

Einladungen, Partys und Feste
Wer abnehmen will, hat oftmals Schwierigkeiten mit Partys und anderen Einladungen, da sie oft den Bemühungen, das Gewicht zu verringern, zuwiderlaufen.
Hierzu ein paar Ratschläge:
1. Essen Sie, bevor Sie gehen, einen Salat oder Obst, damit Ihr Hunger gestillt ist. So können Sie eher den oft ungünstig zusammengestellten Speisen widerstehen und werden nicht so leicht verleitet, zuviel zu essen.
2. Durch vorheriges Wassertrinken können Sie auch übermäßigen Appetit einschränken.
3. Ihr Hauptaugenmerk bei Einladungen sollte auf die Freude an der Kommunikation, auf die Unterhaltung, Flirt und Tanz gerichtet sein, nicht auf das Essen. So werden Sie Spaß und Freude an den Festen haben.
4. Bieten Sie dem Gastgeber an, etwas Selbstgemachtes mitzubringen (zum Beispiel Obstsalat, Gemüsesalat), so finden Sie sicher etwas, was nicht dick macht, auf dem Buffet vor.
5. Greifen Sie nicht nach den ersten Chips oder Snacks, die Sie sehen. Schauen Sie sich erst einmal an, was es alles gibt, und wählen Sie aus, was für den Körper gut ist, zum Beispiel frische Salate, frisches Gemüse, frisches Obst, käsefreie Gerichte.

Man kann heute Gewichtszunahme und Übergewicht wissenschaftlich erklären, doch sind die Ursachen dafür sehr einfach:
- zuviel essen, falsche Nahrungsmittel und zuwenig Bewegung
- zuviel Fett, besonders mit gesättigten Fettsäuren
- zuviel konzentrierte Nahrungsmittel, konzentrierte Kohlenhydrate (Brot, Getreide und -produkte) und konzentrierte Proteine (Fleisch, Wurst, Käse, Eier)
- zuviel isolierte Kohlenhydrate (Zucker, weißes Mehl, zuckerhaltige Getränke, Alkohol)
- zuwenig ballast- und vitalstoffreiche Lebensmittel.
Ungünstige Nahrungsmittelkombinationen tragen ihren Teil zur Gewichtszunahme bei.

Es gibt kein Wundermittel zum Abnehmen. Wer mit seinem Gewicht nicht zufrieden ist, wer mit sich selbst nicht zufrieden ist, muß sich ändern, muß sein Eßverhalten und vielleicht auch seinen Lebensstil ändern, muß seine Gewohnheiten ändern!

Ratschläge zur gesundheitsfördernden Ernährung

1. Fleisch, Fisch und Eier sollten wir meiden. Wer glaubt, nicht darauf verzichten zu können, sollte selbst schlachten oder sollte nur frische Ware beim Biobauern kaufen. Damit kann er zumindest die Pharmazeutika vermeiden, die den Tieren verabreicht werden.

2. Auch Obst und Gemüse sollten wir, wenn möglich, aus «biologischem» Anbau beziehen und jahreszeitliche und regionale Angebote bevorzugen. Schadstoffe sind zwar durch die Luftbelastung überall, aber «biologisch» angebaute Ware ist auf jeden Fall weniger schadstoffbelastet als andere. Was mit der sogenannten Umwelt passiert, geschieht mit der Welt und damit auch mit uns; denn wir und unsere Kinder sind ein Teil dieser Welt. Deshalb ist es wichtig, Produkte aus ökologischem Landbau zu bevorzugen, da bei Chemieeinsatz nicht nur mögliche Rückstände in den Lebensmitteln, sondern auch Rückstände im Boden und Grundwasser verbleiben und die Welt und damit uns vergiften.

3. Die Frische der Lebensmittel und ihre Lebendigkeit ist der entscheidende Faktor, der noch wichtiger für unsere Gesundheit ist als die Anbauweise. Lieber frische, konventionell angebaute Produkte als alte «biologische» Ware, am besten natürlich frische, ökologisch produzierte Lebensmittel.

4. Der Genuß von Weißmehlprodukten wie Zucker und alles, was mit Zucker hergestellt ist, sollte möglichst vermieden werden.

5. Produkte, die in der Werbung groß angepriesen werden, meidet man besser, denn sie sind meist gesundheitsschädlich.
6. Fertiggerichte sollten vermieden werden. Je komplizierter ein Nahrungsmittel produziert wird, desto vitalstoffärmer ist es.
7. Auf der Zutatenliste können wir erkennen, was alles enthalten ist. Auch hier gilt meist: «Weniger ist mehr.» Je mehr Zutaten, desto sicherer können wir auch sein, daß noch andere enthalten sind, die nicht deklariert werden müssen.
8. Konserven, besonders Nahrung aus Metalldosen, sollten möglichst nicht verwendet werden.
9. Die Mahlzeiten sollten nur aus wenigen verschiedenen, aber qualitativ hochwertigen Lebensmitteln bestehen. Die Sättigung tritt dadurch schneller ein, und die Gefahr, sich zu überessen, besteht nicht so leicht. Solche Mahlzeiten sind für den Körper leichter verdaulich als ein Gemisch von vielen verschiedenen Lebensmitteln.
10. Viele Getränke sind eine Belastung für unseren Körper. Dazu zählen alle alkoholischen Getränke, Kaffee, schwarzer Tee, alle koffein- und zuckerhaltigen Getränke (Limonaden).
11. Alles, was genascht und geknabbert werden kann, sollte man, wenn man Gewichts- oder Gesundheitsprobleme hat, vom Einkaufszettel streichen.

Wir können uns auch zur Regel machen: Alles, was mit den Fingern gegessen wird und kein Obst ist, sollten wir nicht zu uns nehmen. Dadurch läßt sich viel gesundheitsschädliche Nahrung vermeiden (Kekse, Süßigkeiten, Chips usw.).

Nicht nur was und wieviel wir essen, wann wir essen und wie die Mahlzeiten zusammengestellt sind, ist für unsere Gesundheit von Bedeutung, sondern auch wie und mit welcher inneren Haltung wir sie einnehmen.
1. Vor jedem Essen sollten wir uns kurz besinnen und uns in dankbarer Haltung der Natur oder Schöpferkraft gegenüber auf das Essen konzentrieren.
2. Wenn wir essen, sollten wir uns ganz auf das Essen konzen-

trieren, nur kleine Bissen zu uns nehmen und diese sorgfältig kauen. Nur so können wir jeden Bissen genießen.

3. Wichtige Gespräche, Fernsehen oder Zeitunglesen sollten auf später verschoben werden, denn unsere Konzentration auf das Essen wird dadurch unmöglich.

4. Wir sollten uns immer Zeit zum Essen nehmen. Besser ist es, ganz auf das Essen zu verzichten, als etwas in Hast und Eile hinunterzuschlingen.

5. Essen sollten wir nur, wenn wir Hunger haben, nicht aus Gewohnheit, Langeweile oder als Ersatzbefriedigung. Aufhören sollten wir mit dem Essen, kurz bevor wir völlig satt sind. Wenn der Organismus nicht durch zuviel oder falsch kombinierte Nahrung belastet wird, fällt die Müdigkeit nach dem Essen weg, die von vielen Menschen als normal betrachtet wird, und wir fühlen uns wach und leistungsfähig auch ohne den aufputschenden Kaffee nach dem Essen.

6. Wenn wir krank, überfordert oder übermüdet sind, sollten wir besser auf feste Nahrung verzichten und lieber nur frische Säfte oder leicht Verdauliches wie Obst zu uns nehmen, um den Organismus nicht zusätzlich durch Verdauungsarbeit zu belasten.

7. Ärger und andere unangenehmen Gefühle sollten, wenn wir sie nicht überhaupt vermeiden können, auf keinen Fall während oder nach dem Essen zugelassen werden. Auch psychische Faktoren beeinflussen unsere Verdauung.

8. Je weniger Bewegung wir haben, desto leichter muß unsere Kost sein und desto weniger sollten wir essen. Nach dem Essen sollten wir uns wohl fühlen. Wer nach dem Essen müde wird, Völlegefühl oder Magendruck verspürt, hat zuviel gegessen.

9. Das Essen soll Freude machen. Zwang oder Härte gegen uns selbst bringen uns in unserer Entwicklung nicht weiter.

10. Wir brauchen uns keine Gewissensbisse zu machen, wenn wir von den Regeln, die wir uns gesetzt haben, abweichen. «Keine Regel ohne Ausnahme.» Nur sollten die Ausnahmen nicht zur Regel werden. Es gibt keine Sünden, schon gar nicht bei der Ernährung. Es gibt nur Fehler, aus denen wir lernen können.

Heilwirkungs-Tabellen der verschiedenen Lebensmittel-Kombinationen

Symptom	Mögliche Ursache Mangel an	Ausgleichendes Lebensmittel
Äderchen geplatzt	Vit.-P-Komplex (Bioflavonide mit Vit. C)	frisches Obst und Gemüse, bes. Zitrusfrüchte, grüne Paprika, rohes Sauerkraut, Weißkraut, schwarze Johannisbeeren, Sanddornbeeren
Antriebsstörungen	Vit. C Vit.-P-Komplex	frisches Obst und Gemüse, bes. Zitrusfrüchte, grüne Paprika, rohes Sauerkraut, Weißkraut, schwarze Johannisbeeren, Sanddornbeeren
Akne auf der Stirn	Magnesium, Vit. A, Niacin Vit. D	Hafer, Hirse, Buchweizen, Gerste, Karotten, rote Paprika, Tomaten, grüne Blattsalate Champignons roh, Avocado, rote Paprika, Tomaten, Fenchel, Kartoffeln, Sonnenbestrahlung, Sonnenblumenkerne gekeimt, Mandeln, Sesam, frische Kokosnuß, Butter, Rohmilchprodukte
im Mittelgesicht	Vit. B1	Hülsenfrüchte, Vollgetreide
an Kinn- und Mundpartie	Vit. B6	Hülsenfrüchte, Vollgetreide, besonders Mais und Linsen
an den Nasenflügeln	Vit. B2	Jogurt, Buttermilch, Mais, grüne Bohnen, Pflaumen
im Schulterbereich	Zink	weiße Bohnen, Hafer, Gerste, Blumenkohl, gekeimte Mandeln, Sesam
im Brustbereich	Eisen, Kupfer, Jod	Äpfel, Trauben, Karotten, Gerste, Hirse, Hafer, Pflaumen, Pfifferlinge Meeresalgen, jodiertes Meersalz
Atemnot	Vit. C	frisches Obst und Gemüse, bes. Zitrusfrüchte, grüne Paprika, rohes Sauerkraut, Weißkraut, schwarze Johannisbeeren, Sanddornbeeren

Augen		
leichte Ermüdbarkeit	Vit. B2	Hefeflocken, Rohmilch, Frischkäse
Entzündungen	Vit. B2	Quark, Zuckermais, Spinat, Vollgetreide
trocken	Vit. A	Karotten, Spinat, Grünkohl, Süßkartoffeln, rote Paprika, Tomaten, Broccoli, Endiviensalat, Feldsalat, Hülsenfrüchte, Pilze, Petersilie, Aprikosen
gerötet, -brennen	Vit. B2	Zuckermais, Edelhefe, Jogurt, Quark
Netzhautschäden, Hornhauttrübungen	Vit. A	Karotten, Spinat, Grünkohl, Süßkartoffeln, rote Paprika, Tomaten, Broccoli, Endiviensalat, Feldsalat, Hülsenfrüchte, Pilze, Petersilie, Aprikosen
Augenhof pigmentiert	Vit. A	s. oben
Augenschatten	Eisen	Äpfel, Erdbeeren, Weintrauben, Pflaumen, Pfifferlinge, Karotten, Mais, Spinat, Spargel, Kopfsalat, Radieschen, Gerste, Hirse, Hafer, Linsen, Löwenzahn, Brennessel, Alfalfasprossen
Augenlider trocken, juckend	ungesättigte Fettsäuren	kaltgepreßte Öle
Zuckungen	Zink	weiße Bohnen, Gerste,
Lidränder gerötet	Zink	Hafer, Blumenkohl, Mandeln gekeimt
Bandscheiben-beschwerden	Kieselsäure, Fluor, Calcium	Gerste, Hirse, Hafer
Bindegewebs-schwäche	Kieselsäure, Fluor, Calcium	Gerste, Hirse, Hafer
	Vit. D	Rohmilchprodukte, besonders Schafs- und Ziegenmilch, Butter, Sonnenblumenkerne gekeimt, Mandeln, Sesam, reife Oliven, frische Kokosnuß
	Vit. C	s. unten
Blähungen (bes.nachmittags und abends)	Vit. C	Zitrusfrüchte, grüne Paprika, Sanddornbeeren, schwarze Johannisbeeren

Blaue Flecken	Vit. C	frisches Obst und Gemüse, bes. Zitrusfrüchte, grüne Paprika, rohes Sauerkraut, Weißkraut, schwarze Johannisbeeren, Sanddornbeeren
Blutarmut	Folsäure	Blattsalate, Spinat, Mangold, Weizenkeime
	Eisen	s. Haarergrauen
	Vit. C	frisches Obst und Gemüse, bes. Zitrusfrüchte, grüne Paprika, rohes Sauerkraut, Weißkraut, schwarze Johannisbeeren, Sanddornbeeren
Blutergüsse	Vit. C	s. oben
Bronchitis (trocken)	Niacin	Vollkornprodukte, Nüsse, Pilze, Hefeflocken, rote Paprika, Avocado, Tomaten, Fenchel, Kartoffeln
Darmentzündung	Vit. B$_6$	Hülsenfrüchte, Vollgetreide, Avocado, Bananen, Hirse, Buchweizen, Hefeflocken
	Vit. B$_3$ (Niacin)	Champignons roh, rote Paprika, Avocado, Tomaten, Fenchel, Kartoffeln
	Vit. B$_1$	Vollgetreide, Hülsenfrüchte, Kartoffeln, Hefeflocken, grünes Blattgemüse, Nüsse
Darmkrämpfe	Vit. B$_1$	s. oben
Darmträgheit	Vit. C	frisches Obst und Gemüse, bes. Zitrusfrüchte, grüne Paprika, rohes Sauerkraut, Weißkraut, schwarze Johannisbeeren, Sanddornbeeren
Depressionen (Angstzustände, Mutlosigkeit)	Magnesium	Hafer, Hirse, Buchweizen, Gerste
	Vit. D	Rohmilchprodukte, bes. Schafs- und Ziegenmilch, Butter, Sonnenblumenkerne gekeimt, Mandeln, Sesam, reife Oliven, frische Kokosnuß, Sonnenbestrahlung der Haut

	Vit. B1	Vollgetreide, Hülsenfrüchte, Kartoffeln, Hefeflocken, grünes Blattgemüse, Nüsse
	Vit. A	Karotten, Spinat, Grünkohl, Süßkartoffeln, rote Paprika, Tomaten, Broccoli, Endiviensalat, Feldsalat, Hülsenfrüchte, Pilze, Petersilie, Aprikosen
Durchfall (Magensäuremangel, Fermentmangel)	Niacin	Vollkornprodukte, Nüsse, Pilze, Hefeflocken, rote Paprika, Avocado, Tomaten, Fenchel, Kartoffeln
Einschlafstörungen	Magnesium Niacin	Gerste, Hirse, Hafer, Buchweizen Vollkornprodukte, Nüsse, Pilze, Hefeflocken, rote Paprika, Avocado, Tomaten, Fenchel, Kartoffeln
Farbenblindheit	Vit. A	Karotten, Spinat, Grünkohl, Süßkartoffeln, rote Paprika, Tomaten, Broccoli, Endiviensalat, Feldsalat, Hülsenfrüchte, Pilze, Petersilie, Aprikosen
Finger Fingerkuppen rissig	Folsäure	grüne Blattsalate, gekeimte Kichererbsen
Fingernägel trocken, rissig	Folsäure, Eisen	grüne Blattsalate, Alfalfasprossen, Äpfel, Pflaumen, Gerste, Hafer, Pfifferlinge, Trauben
Fingernägel weich, brüchig	Calcium, Kieselsäure	Hirse, Gerste, Hafer
weiße Flecken	Zink, Vit. B6	weiße Bohnen, Gerste, Hafer, Mandeln gekeimt, Blumenkohl Hülsenfrüchte, Vollgetreide, Avocado, Bananen, Hirse, Buchweizen, Hefeflocken
feucht, kalt **Füße**	Pantothensäure, Vit. B6	Hefeflocken, Haferflocken, Naturreis, Linsen, gelbe Erbsen, Rohmilch Hülsenfrüchte, Vollgetreide, Avocado, Bananen, Hirse, Buchweizen, Hefeflocken

schwitzig, heiß (nachts)	Pantothensäure	Hefeflocken, Haferflocken, Naturreis, Linsen, gelbe Erbsen, Rohmilch
Verhornung der Fußsohlen Aufplatzen der Fersen	Vit. E

Pantothensäure | Nüsse, Samen, Weizenkeime, kaltgepreßte Öle Hefeflocken, Haferflocken, Spinat, Naturreis, Linsen, Erbsen |
Gallensteine	Vit. A	Karotten, Spinat, Grünkohl, Süßkartoffeln, rote Paprika, Tomaten, Broccoli, Endiviensalat, Feldsalat, Hülsenfrüchte, Pilze, Petersilie, Aprikosen
Gedankenflucht Gedankenflut	Vit. B1	Vollgetreide, Hülsenfrüchte, Kartoffeln, Hefeflocken, grünes Blattgemüse, Nüsse
Gelenkbeschwerden	Kieselsäure, Fluor, Calcium	Gerste, Hirse, Hafer
Geruchsverlust	Vit. A	Karotten, Spinat, Grünkohl, Süßkartoffeln, rote Paprika, Tomaten, Broccoli, Endiviensalat, Feldsalat, Hülsenfrüchte, Pilze, Petersilie, Aprikosen
Gleichgewichtsstörungen	Magnesium Niacin	Buchweizen, Gerste, Hirse, Hafer Vollkornprodukte, Nüsse, Pilze, Hefeflocken, rote Paprika, Avocado, Tomaten, Fenchel, Kartoffeln
Haar fettig	siehe Kopfhaut	
brüchig	Schwefel	Zwiebeln, Meerrettich, Kresse, Grünkohl, Sellerie, Stangenbohnen, Mungobohnen, Erbsen, Radieschen
Haarausfall	Vit. D

Zink | Butter, Sonnenblumenkerne, Mandeln, Sesam, Oliven, frische Kokosnuß Flüssighefe, Hefeflocken, Kürbis-, Sonnenblumenkerne, trocken oder gekeimt, Mandeln gekeimt Haferfrischschrot oder -flocken, Ziegen- |

milch, Ziegen- oder Schafsfrischkäse, Zwiebeln, dkl. grünes Blattgemüse

	Biotin (Vit. H)	Edelhefe, Naturreis, angekeimter Hafer, Weizen, Schafs- und Ziegenrohmilchprodukte
	Inosistol (Vit.-B-Gruppe)	Avocado, Sesam, Mandeln, Sonnenblumenkerne gekeimt, Buchweizen gekeimt
	Eisen	Äpfel, Erdbeeren, Weintrauben, Pflaumen, Pfifferlinge, Karotten, Mais, Spinat, Spargel, Kopfsalat, Radieschen, Gerste, Hirse, Hafer, Linsen, Löwenzahn, Brennessel, Alfalfasprossen
Haar trocken, glanzlos	Eisen	Äpfel, Erdbeeren, Weintrauben, Pflaumen, Pfifferlinge
Ergrauen		Karotten, Mais, Spinat, Spargel, Kopfsalat, Radischen, Gerste, Hirse, Hafer, Linsen, Löwenzahn, Brennessel, Alfalfasprossen
	Vit. A	Karotten, Spinat, Grünkohl, Süßkartoffeln, rote Paprika, Tomaten, Broccoli, Endiviensalat, Feldsalat, Hülsenfrüchte, Pilze, Petersilie, Aprikosen
	Folsäure	Blattsalate, Spinat, Mangold
	Magnesium	Buchweizen, Hafer, Gerste
	Vit. B6	Linsen, gelbe Erbsen, Hirse, Mais, Buchweizen, Naturreis, weiße Bohnen, Avocado, Bananen, Hefe, Karotten, Rohmilch, Sojabohnen- und Weizenkeimlinge, -keime, Grünkohl, dkl. grüne Blattgemüse
Haarprobleme		s. Hautprobleme
Hämorrhoiden	Eisen	s. Haarergrauen
Hände, kalt, feucht	Pantothensäure, Vit. B6	Hefeflocken, Linsen, Hafer, Mandeln, gelbe Erbsen, Hirse
Handflächen marmoriert	Magnesium	s. Hautprobleme
Hautblässe	Vit. B6	s. Haarergrauen

Hautblässe	Vit. B₆	s. Haarergrauen
fahle Haut	Eisen	Äpfel, Erdbeeren, Weintrauben, Pflaumen, Pfifferlinge, Karotten, Mais, Spinat, Spargel, Kopfsalat, Radieschen, Gerste, Hirse, Hafer, Linsen, Löwenzahn, Brennessel, Alfalfasprossen
Hautprobleme	Kieselsäure, Magnesium, Calcium	Hirse, Hafer, Gerste, Buchweizen, Sesam, Mandeln
	Kupfer, Eisen,	Äpfel, Erdbeeren, Weintrauben, Pflaumen, Pfifferlinge, Karotten, Mais, Spinat, Spargel, Kopfsalat, Radieschen, Gerste, Hirse, Hafer, Linsen, Löwenzahn, Brennessel, Alfalfasprossen
	Phosphor, Fluor, Jod, Zink, Vit. B₁, B₂, B₃	
Haut spröde	Vit.C, Rutin, Bioflavonide	s. Kapillargefäße
trocken (besonders Handrücken und Unterschenkel)	Vit. B₂	Rohmilch, Frischkäse, Quark, Hefeflocken, Spinat, Zuckermais, Vollgetreide
Hautflecken Vit. B₉ (graubraun)	(Folsäure)	grüne Blattsalate, Spinat, Mangold
Hexenschuß	Vit. B₁	Vollgetreide, Hülsenfrüchte, Kartoffeln, Hefeflocken, grünes Blattgemüse, Nüsse
Hühneraugen (Druckempfindlichkeit der Füße)	Vit. E	Nüsse, Samen, kaltgepreßte Öle, Sesam, Leinsamen, Weizenkeime
Hysterie	Magnesium	Hirse, Hafer, Gerste, Buchweizen
Infektanfälligkeit	Vit. C	frisches Obst und Gemüse, bes. Zitrusfrüchte, grüne Paprika, schwarze Johannisbeeren, Sanddornbeeren

160

	Zink	Hefeflocken, Kürbis- und Sonnenblumenkerne, gekeimte Mandeln, Hafer, Schaf- und Ziegenmilchprodukte
	Pantothensäure	Naturreis, Haferflocken, Rohmilch, Süßkartoffeln, Grünkohl, Blumenkohl, weiße Bohnen, gekeimte Samen, Zucchini
Kapillargefäße brüchig (hitzeempfindlich)	Vit. C, Rutin, Bioflavonide	Buchweizen, grüne Paprika, Aprikosen, Kirschen Pflaumen, Zitrusfrüchte, rohes Sauerkraut, Weißkraut, schwarze Johannisbeeren
Konzentrationsstörungen	Pantothensäure	Rohmilch, Naturreis, Haferflocken, weiße Bohnen, Süßkartoffeln, Grünkohl, Blumenkohl, Zucchini, Spinat, alle gekeimten Samen
	Vit. A	Karotten, Spinat, Grünkohl, Süßkartoffeln, rote Paprika, Tomaten, Broccoli, Endiviensalat, Feldsalat, Hülsenfrüchte, Pilze, Petersilie, Aprikosen
Kopfschuppen	Schwefel Zink	s. Haar brüchig s. Haarausfall
Kopfhaut fettig, schuppig, juckend	Vit. B$_1$,	Hirse, Buchweizen, Naturreis, gelbe Erbsen
	Folsäure	Blattsalate, Pilze, Hefeflocken
	Kupfer	Hirse, Hafer, rote Beete, Erbsen, Blattsalate
Kreislaufschwäche	Vit. C	s. Müdigkeit
Kurzzeitgedächtnis gestört	Vit. B$_1$	Vollgetreide, Hülsenfrüchte, Kartoffeln, Hefeflocken, grünes Blattgemüse, Nüsse
Lichtempfindlichkeit	Vit. B$_2$	Rohmilch, Frischkäse, Quark, Hefeflocken, Spinat, Zuckermais, Vollgetreide
	Vit. A	Karotten, Spinat, Grünkohl, Süßkartoffeln, rote Paprika, Tomaten, Broccoli, Endiviensalat, Feldsalat, Hülsenfrüchte, Pilze, Petersilie, Aprikosen

Lippen rissig, nässend	Vit. B2	Rohmilch, Frischkäse, Quark, Hefeflocken, Spinat, Zuckermais, Vollgetreide
Magenkrämpfe	Vit. B1	Vollgetreide, Hülsenfrüchte, Kartoffeln, Hefeflocken, grünes Blattgemüse, Nüsse
Migräne	Vit. B6	s. Haarergrauen
Müdigkeit (Schwäche)	Vit. C	frisches Obst und Gemüse, bes. Zitrusfrüchte, grüne Paprika, schwarze Johannisbeeren, Sanddornbeeren
Mundwinkel entzündet, rissig	Eisen	Äpfel, Erdbeeren, Weintrauben, Pflaumen, Pfifferlinge, Karotten, Mais, Spinat, Spargel, Kopfsalat, Radieschen, Gerste, Hirse, Hafer, Linsen, Löwenzahn, Brennessel, Alfalfasprossen
	Vit. B2	Zuckermais, Edelhefe, Quark, Jogurt
Muskelschwäche	Mangan, Magnesium, Eisen	Buchweizen, Hafer, Hirse, Gerste
Muskelkrämpfe	Magnesium	Buchweizen, Hafer, Hirse, Gerste
Muskelzuckungen	Magnesium Vit. D	s. oben s. unten
Nachtschweiß	Vit. D	Rohmilch, besonders Schafs- und Ziegenmilch, frische Kokosnuß, Sonnenblumenkerne gekeimt, Butter, Süßrahm
Nachtblindheit	Vit. B2	Rohmilch, Frischkäse, Quark, Hefeflocken, Zuckermais, Spinat, Vollgetreide
	Niacin	Vollkornprodukte, Nüsse, Pilze, Hefeflocken, rote Paprika, Avocado, Tomaten, Fenchel, Kartoffeln

	Vit. A	Karotten, Spinat, Grünkohl, Süßkartoffeln, rote Paprika, Tomaten, Broccoli, Endiviensalat, Feldsalat, Hülsenfrüchte, Pilze, Petersilie, Aprikosen
Nägelprobleme weiße Flecken	s. Hautprobleme Zink	Hefeflocken, Kürbis- und Sonnenblumenkerne, gekeimte Mandeln, Hafer, Schaf- und Ziegenmilchprodukte
Narbenschmerzen	Vit. C Vit.-P-Komplex	frisches Obst, Gemüse, Salate, Zitrusfrüchte, grüne Paprika, schwarze Johannisbeeren, Sanddornbeeren, rohes Sauerkraut, Weißkraut
Nasenbluten	Vit. C Vit.-P-Komplex	s. oben
Nase (ausgetrocknet)	Vit. A	Karotten, Spinat, Grünkohl, Süßkartoffeln, rote Paprika, Tomaten, Broccoli, Endiviensalat, Feldsalat, Hülsenfrüchte, Pilze, Petersilie, Aprikosen
Nervenschwäche	Magnesium, Mangan, Eisen	Buchweizen, Hafer, Hirse, Gerste
Nervenschmerzen	Vit. B1	Vollgetreide, Hülsenfrüchte, Kartoffeln, Hefeflocken, grünes Blattgemüse, Nüsse
Nervenentzündung	Vit. B6	Avocado, Bananen, Hirse, Hafer, Hefeflocken, Grünkohl, dkl. grünes Blattgemüse, Karotten, Rohmilch, Sojabohnen- und Weizenkeimlinge
Nierensteine	Vit. A	Karotten, Spinat, Grünkohl, Süßkartoffeln, rote Paprika, Tomaten, Broccoli, Endiviensalat, Feldsalat, Hülsenfrüchte, Pilze, Petersilie, Aprikosen

Ohrenerkrankungen		
Ohrensausen	Vit. A	Karotten, Spinat, Grünkohl, Süßkartoffeln, rote Paprika, Tomaten, Broccoli, Endiviensalat, Feldsalat, Hülsenfrüchte, Pilze, Petersilie, Aprikosen
Phantasielosigkeit	Niacin	Vollkornprodukte, Nüsse, Pilze, Hefeflocken, rote Paprika, Avocado, Tomaten, Fenchel, Kartoffeln
Pigmentstörungen (weißfleckig)	Vit. C	s. Narbenschmerzen
Pilzbefall (Haut und Schleimhäute)	Vit. A	Karotten, Spinat, Grünkohl, Süßkartoffeln, rote Paprika, Tomaten, Broccoli, Endiviensalat, Feldsalat, Hülsenfrüchte, Pilze, Petersilie, Aprikosen
Polypenbildung	Vit. D	Rohmilch, besonders Schafs- und Ziegenmilch, frische Kokosnuß, Sonnenblumenkerne gekeimt, Mandeln, Sesam, Pilze, reife Oliven
Poren groß	Vit. B_2 Kupfer Magnesium Vit. B_1, B_6	Zuckermais, Edelhefe, Quark, Jogurt Hirse, Hafer, rote Beete, grüne Erbsen, Blattsalate Hirse, Buchweizen, Vollgetreide, Maisgries, Hülsenfrüchte (Linsen, Erbsen)
Prostata-vergrößerung	Zink	Mandeln gekeimt, Kürbis-, Sonnenblumenkerne, Hefeflocken, Hafer, weiße Bohnen, Schafs- und Ziegenmilch
Psychosen	Niacin	Vollkornprodukte, Nüsse, Pilze, Hefeflocken, rote Paprika, Avocado, Tomaten, Fenchel, Kartoffeln

Rachitis	Vit. D	Rohmilch, besonders Schafs- und Ziegenmilch, Butter, Süßrahm, Sonnenblumenkerne gekeimt, Mandeln, Sesam, frische Kokosnuß, reife Oliven
Reizbarkeit Aggressive, gewalttätige, psychotische Reaktionen	Magnesium Vit. B1 Niacin	Gerste, Hirse, Hafer, Buchweizen Hülsenfrüchte, Vollgetreide, Hefeflocken, Nüsse Vollkornprodukte, Nüsse, Pilze, Hefeflocken, rote Paprika, Avocado, Tomaten, Fenchel, Kartoffeln
Rheumatische Schmerzen	Vit. C	s. Narbenschmerzen
Schlaflosigkeit (trotz Müdigkeit)	Niacin	Vollkornprodukte, Nüsse, Pilze, Hefeflocken, rote Paprika, Avocado, Tomaten, Fenchel, Kartoffeln
Schwerhörigkeit	Vit. A	Karotten, Spinat, Grünkohl, Süßkartoffeln, rote Paprika, Tomaten, Broccoli, Endiviensalat, Feldsalat, Hülsenfrüchte, Pilze, Petersilie, Aprikosen
Schwindelanfälle	Niacin	s. oben
Sehstörungen Doppeltsehen, schlechtes Dämmerungssehen	Niacin	Vollkornprodukte, Nüsse, Pilze, Hefeflocken, Rote Paprika, Avocado, Tomaten, Fenchel, Kartoffeln
Selbstvertrauen (mangelndes)	Vit. B6	Avocado, Bananen, Hirse, Hafer, Hefeflocken, dkl. grünes Blattgemüse, Karotten, Rohmilch, Soja- und Weizenkeimlinge
Sodbrennen	Niacin	Vollkornprodukte, Nüsse, Pilze, Hefeflocken, rote Paprika, Avocado, Tomaten, Fenchel, Kartoffeln

Sonnen-empfindlichkeit	Vit. C Vit.-P-Komplex	frisches Obst und Gemüse, bes. Zitrus-früchte, Paprika, schwarze Johannis-beeren, Sanddornbeeren
Sonnen-empfindlichkeit der Haut	Niacin	Vollkornprodukte, Nüsse, Pilze, Hefeflocken, rote Paprika, Avocado, Tomaten, Fenchel, Kartoffeln
Stimmungs-schwankungen	Magnesium	s. Reizbarkeit
Süßigkeitsver-langen (Verlangen nach Kaffee)	Vit. B1	Hülsenfrüchte, Vollgetreide, Hefeflocken, Nüsse
Streitsucht	Vit. B1	Hülsenfrüchte, Vollgetreide, Hefeflocken, Nüsse
Tiefschlaf unmöglich, (häufiges Auf-wachen, morgens erschöpft)	Vit. D	Rohmilch, besonders Schafs- und Ziegenmilch, Butter, Süßrahm, Sonnenblumenkerne gekeimt, Mandeln, Sesam, frische Kokosnuß, reife Oliven
Unzufriedenheit	Vit. B1	Hülsenfrüchte, Vollgetreide, Hefeflocken, Nüsse
Unfruchtbarkeit	Zink	Mandeln gekeimt, Kürbis-, Sonnen-blumenkerne, Hefeflocken, Hafer, weiße Bohnen, Schafs- und Ziegen-milch
	Folsäure	Blattsalate, Spinat, Mangold
Venenleiden		s. Kapillargefäße
Verschleimung (nachts)	Vit. C Vit.-P-Komplex	frisches Obst, Gemüse, Salate, Zitrusfrüchte, grüne Paprika, Sauerkraut, Weißkraut, schwarze Johannisbeeren, Sanddornbeeren
Verstopfung	Vit. B1	Hülsenfrüchte, Vollgetreide, Hefeflocken, Nüsse

Wadenkrämpfe (nachts)	Magnesium	Hafer, Gerste, Hirse, Buchweizen
Wärmebildung reduziert	Pantothensäure	Naturreis, weiße Bohnen, Haferflocken, Süßkartoffeln, Grünkohl, Blumenkohl, gekeimte Samen
Wundheilung schlecht	Zink	Mandeln gekeimt, Kürbis-, Sonnenblumenkerne, weiße Bohnen, Blumenkohl, Hefeflocken, Hafer, Schafs- und Ziegenmilchprodukte
	Vit. C Pantothensäure	s. Zahnfleischbluten Naturreis, weiße Bohnen, Haferflocken, Süßkartoffeln, Grünkohl, Blumenkohl, gekeimte Samen
Zahnfleischbluten	Vit. C Vit.-P-Komplex	frisches Obst, Gemüse, Salate, Zitrusfrüchte, grüne Paprika, Sauerkraut, Weißkraut, schwarze Johannisbeeren, Sanddornbeeren

Schlußwort

Ernährungsvorschläge sollen keine Bekehrungen oder Überredungen zu irgendeinem Weg sein. Sie können nur Anstöße geben, bewußter zu werden und das Leben und damit die Ernährung selbst in die Hand zu nehmen. Denn jeder kann nur sich selbst ändern, nicht den anderen oder die Gesellschaft.

Jeder muß die für ihn gemäße Nahrung wählen. Jeder ist auf der langen Spirale der Erfahrung in einem anderen Stadium, und jeder hat unterschiedliche Bedürfnisse. Was für den einen gut ist, muß dem anderen nicht unbedingt guttun.

Jeder muß für sich selbst herausfinden, ob und wie er seine Nahrung im Laufe der Zeit umstellt. Manche folgen ihrer Einsicht und stellen von einem Tag auf den anderen ihre Ernährung um. Andere tun dies nach und nach. Die Umstellung der Ernährung geht mit dem Wachsen des gesamten Menschen, seiner inneren Entwicklung einher. Um Ernährungsgewohnheiten aufzugeben, müssen sie durch andere ersetzt werden, und das braucht Zeit. Bewußtseinswachstum und Ernährungsumstellung müssen Hand in Hand gehen, damit es zu einer dauerhaften Änderung und zur Gesundung kommen kann.

Die unterschiedlichen Ernährungsrichtungen, die es gibt, sind sich zwar in verschiedenen Punkten nicht einig, vertreten aber doch auch viele übereinstimmende Ansichten. Allein durch die Beachtung dieser gemeinsamen Richtlinien können wir unserer Gesundheit sehr entgegenkommen.

Folgende Punkte sind den verschiedenen Ernährungskonzepten gemeinsam:

- Vermeidung oder Reduzierung des Konsums von Fleisch
- Reduzierung oder Vermeidung von Milchprodukten
- Vermeidung oder Reduzierung von Zucker, Süßigkeiten, zuckerhaltigen Nahrungsmitteln und Getränken
- Vermeidung von Nahrungsmitteln mit Zusatzstoffen wie Farb- und Konservierungsstoffe

- Vermeidung von Alkohol
- Bevorzugung von frischen, unbehandelten Lebensmitteln aus biologischem Anbau.

Bei Getreide gibt es gegensätzliche Meinungen, einig sind sich jedoch alle, daß Weißmehl und Weißmehlprodukte weitgehend vermieden werden sollten.

Einfachheit und Mäßigkeit im Essen sowie ausgiebiges Kauen der Nahrung sind Regeln, die in jeder Ernährungslehre stehen. Alle Ernährungsrichtungen haben, wenn sie sich auch teilweise widersprechen, den großen Pluspunkt gemeinsam: sie schärfen unser Bewußtsein. Wir werden achtsamer. Wir achten mehr darauf, was wir zu uns nehmen. Das allein hat schon eine positive Auswirkung auf unsere geistige Entwicklung und Gesundheit. In der Folge werden wir vielleicht auch bewußter, was wir sonst noch alles in uns aufnehmen (visuell oder akustisch), was uns guttut oder weniger guttut und was wir denken, sagen oder tun. Unser Körper verändert sich bei wachsendem Bewußtsein, und wir können dies durch eine entsprechende Ernährung auch unterstützen.

Weitere Informationen zum Thema, auch zur Meditation mit dem inneren Licht und Ton, über Helga Kammerl, Jägerberg 21, D-82335 Berg, Telefon (08151) 50449, Fax 51038.

Literaturhinweise

Chopra Dr. med. Deepak, **Die Körperzeit,** Bergisch Gladbach 1994
Darshan Singh, **Die vegetarische Lebensweise,** München 1993
Diamond Dr. John, **Der Körper lügt nicht,** Freiburg 1983
Diamond Harvey und Marilyn, **Fit fürs Leben,** Ritterhude 1988
Bischof Marco, **Biophotonen – Das Licht in unseren Zellen,**
    Frankfurt 1995
Böhnig Dr. Ulf, **Naturheilpraxis für zu Hause,** Wien 1993
Bruker Dr. M. O., **Der Murks mit der Milch,** Lahnstein 1994
Ehret, Prof. Arnold, **Die schleimfreie Heilkost,** Ritterhude 1990
Kaplan Helmut F., **Warum ich Vegetarier bin,** Reinbek 1995
Koerber, Männle, Leitzmann, **Vollwerternährung,** Heidelberg 1987
Werner Kollath, **Die Ordnung unserer Nahrung,** Heidelberg 1992
Kulvinskas Viktoras, **Leben und Überleben – Kursbuch**
    ins 21. Jahrhundert, München 1980
Kushi Michio, **Der makrobiotische Weg,** Freiburg i. Breisgau 1986
Moeller Michael Lukas, **Gesundheit ist eßbar,** Ritterhude 1991
Montignac Michel, **Ich esse, um abzunehmen,** Offenburg 1995
Natur und Heilen, **Monatszeitschrift für gesundes Leben,** 9/1995
Neumann Halima, **Stop der Azidose, Allergien und Haarausfall,**
    Starnberg 1992
Popp Fritz-Albert, **Die Botschaft unserer Nahrung,** Frankfurt, 1993
Rauch Dr. med. Erich, **Milde Ableitungsdiät,** Heidelberg 1980
Sommer Walter, **Das Urgesetz der natürlichen Nahrung,** Ahrens-
    burg 1986
Tönies Heinrich, **Seminarunterlagen 1984**
Walb Dr. Ludwig, **Die Haysche Trennkost,** Heidelberg 1994
Walker Dr. N. W., **Become Younger, Prescott,** Arizona 1949
Wandmaker Helmut, **Willst Du gesund sein, vergiß den Kochtopf,**
    Ritterhude 1989
Weise Dr. Devanando Otfried, **Harmonische Ernährung,**
    München 1990

Eine einzigartige Kombination jahrzehntelang erprobter Gesundheitsmaßnahmen

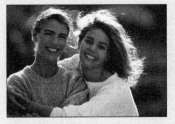

So bleiben Sie gesund!

Wulfing von Rohr

Einfache Wege zu
Harmonie und Wohlbefinden

Ein Handbuch für den Alltag
mit Tips zu Atmung, Bewegung,
Körperhaltung, Ernährung,
positivem Denken und Meditation

fischer

1. Auflage 1996
144 Seiten, broschiert
ISBN 3-85681-320-9

Fischer Media Verlag
Münsingen-Bern

Erfolgreiche fischer-Ratgeber

Natürliche Gesundheit

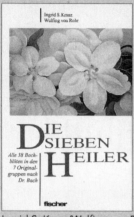

Ingrid S. Kraaz/Wulfing von Rohr
Die sieben Heiler
Pappband, 128 Seiten
ISBN 3-85681-286-5

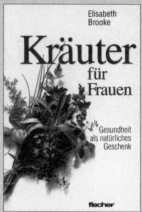

Elisabeth Brooke
Kräuter für Frauen
Broschiert, 160 Seiten
ISBN 3-85681-256-3

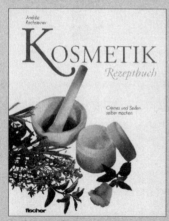

Andrée Rechsteiner
Kosmetik-Rezepte
Broschiert, 176 Seiten,
zahlreiche Illustrationen
ISBN 3-85681-308-X

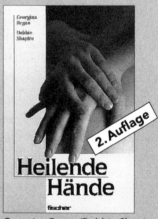

Georgina Regan/Debbie Shapiro
Heilende Hände
Pappband, 136 Seiten, illustriert
ISBN 3-85681-256-3